# 中国血脂管理指南
# （2023 年）

《中国血脂管理指南》修订联合专家委员会　著

U0245947

人民卫生出版社
·北 京·

**图书在版编目（CIP）数据**

中国血脂管理指南. 2023 年/《中国血脂管理指南》修订联合专家委员会著. —北京：人民卫生出版社，2023.9

ISBN 978-7-117-35340-3

Ⅰ.①中…　Ⅱ.①中…　Ⅲ.①高血脂病–防治–指南　Ⅳ.①R589.2-62

中国国家版本馆 CIP 数据核字（2023）第 184438 号

| | | |
|---|---|---|
| 人卫智网 | www.ipmph.com | 医学教育、学术、考试、健康，购书智慧智能综合服务平台 |
| 人卫官网 | www.pmph.com | 人卫官方资讯发布平台 |

**中国血脂管理指南（2023 年）**

Zhongguo Xuezhi Guanli Zhinan（2023 nian）

著　　者：《中国血脂管理指南》修订联合专家委员会
出版发行：人民卫生出版社（中继线 010-59780011）
地　　址：北京市朝阳区潘家园南里 19 号
邮　　编：100021
E - mail：pmph @ pmph. com
购书热线：010-59787592　010-59787584　010-65264830
印　　刷：北京顶佳世纪印刷有限公司
经　　销：新华书店
开　　本：787×1092　1/16　印张：5
字　　数：115 千字
版　　次：2023 年 9 月第 1 版
印　　次：2023 年 11 月第 1 次印刷
标准书号：ISBN 978-7-117-35340-3
定　　价：30.00 元

**打击盗版举报电话：010-59787491　E-mail：WQ @ pmph. com**
**质量问题联系电话：010-59787234　E-mail：zhiliang @ pmph. com**
**数字融合服务电话：4001118166　E-mail：zengzhi @ pmph. com**

# 《中国血脂管理指南》
# 修订联合专家委员会与修订工作组名单

## 指南修订组织机构

国家心血管病专家委员会

中华医学会心血管病学分会

中华医学会内分泌学分会

中华医学会糖尿病学分会

中华医学会检验分会

中国卒中学会

## 指南修订指导委员会（按姓氏笔画排序）

王成彬（解放军总医院全军医学检验质量控制中心，中华医学会检验学分会主任委员）

王拥军（首都医科大学附属北京天坛医院，中国卒中学会会长）

宁　光（上海交通大学医学院附属瑞金医院）

朱大龙（南京大学医学院附属鼓楼医院，中华医学会糖尿病学分会主任委员）

张　运（山东大学齐鲁医院）

赵家军（山东第一医科大学附属省立医院，中华医学会内分泌学分会主任委员）

胡大一（北京大学人民医院）

贾伟平（上海市第六人民医院）

顾东风（中国医学科学院阜外医院）

葛均波（复旦大学附属中山医院）

韩雅玲（中国人民解放军北部战区总医院，中华医学会心血管病学分会主任委员）

## 指南修订专家组组长

**协调人** 高润霖（中国医学科学院阜外医院）

**成　员**（按姓氏笔画排序）

李建军（中国医学科学院阜外医院）

陆国平（上海交通大学医学院附属瑞金医院）

赵　冬（首都医科大学附属北京安贞医院）

赵水平（中南大学湘雅二医院）

## 指南修订专家组（按姓氏笔画排序）

于　波（哈尔滨医科大学附属第二医院）

马长生（首都医科大学附属北京安贞医院）

马依彤（新疆医科大学第一附属医院）

王文志（首都医科大学附属北京天坛医院）

王增武（中国医学科学院阜外医院）

叶　平（中国人民解放军总医院第一医学中心）

史旭波（首都医科大学附属北京同仁医院）

向　伟（海南省妇幼保健院）

刘梅林（北京大学第一医院）

孙艺红（中日友好医院）

纪立农（北京大学人民医院）

严晓伟（中国医学科学院北京协和医院）

李　勇（复旦大学附属华山医院）

李　静（中国医学科学院阜外医院）

李小鹰（中国人民解放军总医院第一医学中心）

李光伟（中国医学科学院阜外医院）

吴娜琼（中国医学科学院阜外医院）

邹大进（上海交通大学医学院附属同仁医院）

张　坚（中国疾病预防控制中心营养与健康所）

张瑞岩（上海交通大学医学院附属瑞金医院）

陈　红（北京大学人民医院）

陈桢玥（上海交通大学医学院附属瑞金医院）

陈韵岱（中国人民解放军总医院第一医学中心）

武阳丰（北京大学公共卫生学院）

周　洲（中国医学科学院阜外医院）

赵文华（中国疾病预防控制中心营养与健康所）

祝　烨（四川大学华西医院）

祝之明（陆军军医大学大坪医院）

袁祖贻（西安交通大学第一附属医院）

高　炜（北京大学第三医院）

高传玉（阜外华中心血管病医院）

郭艺芳（河北省人民医院）

郭远林（中国医学科学院阜外医院）

唐熠达（北京大学第三医院）

梁　春（上海长征医院）

彭道泉（中南大学湘雅二医院）

董吁钢（中山大学附属第一医院）

程　翔（华中科技大学同济医学院附属协和医院）

曾正陪（北京协和医院）

鄢盛恺（遵义医科大学附属医院）

詹思延（北京大学公共卫生学院）

窦克非（中国医学科学院阜外医院）

廖玉华（华中科技大学同济医学院附属协和医院）

霍　勇（北京大学第一医院）

## 指南修订执笔专家（按姓氏笔画排序）

王增武（中国医学科学院阜外医院）

刘　静（首都医科大学附属北京安贞医院）

李建军（中国医学科学院阜外医院）

吴娜琼（中国医学科学院阜外医院）

陆国平（上海交通大学医学院附属瑞金医院）

陈桢玥（上海交通大学医学院附属瑞金医院）

赵　冬（首都医科大学附属北京安贞医院）

赵水平（中南大学湘雅二医院）

高润霖（中国医学科学院阜外医院）

郭远林（中国医学科学院阜外医院）

彭道泉（中南大学湘雅二医院）

鄢盛恺（遵义医科大学附属医院）

## 指南修订秘书组

组　长　王增武（中国医学科学院阜外医院）

成　员　马丽媛（中国医学科学院阜外医院）

　　　　高　莹（中国医学科学院阜外医院）

# 内 容 提 要

    以动脉粥样硬化性心血管疾病（atherosclerotic cardiovascular disease，ASCVD）为主的心血管疾病（cardiovascular disease，CVD）是我国城乡居民第一位死因，低密度脂蛋白胆固醇（low-density lipoprotein cholesterol，LDL-C）是 ASCVD 的致病性危险因素。面对我国 ASCVD 疾病负担不断上升的趋势，血脂管理刻不容缓。近几年世界范围内血脂领域的研究取得了突破性进展，我国血脂指南的修订势在必行。由于人群血脂合适水平随 ASCVD 危险分层的级别不同而异，在没有危险因素的人群中，所谓"正常"的 LDL-C 水平对 ASCVD 超（极）高危患者而言则属明显升高。因此，指南修订联合专家委员会经认真讨论，决定将"成人血脂异常防治指南"修改为"血脂管理指南"（以下简称"新指南"）。新指南仍推荐 LDL-C 作为血脂干预的首要靶点，以危险分层确定其目标值。推荐在生活方式干预的基础上，以中等强度他汀类药物作为起始药物治疗，必要时联用胆固醇吸收抑制剂和/或前蛋白转化酶枯草溶菌素 9 抑制剂的达标策略。新指南涵盖了从儿童到老年人全生命周期的血脂管理建议，旨在通过本指南指导临床实践，全面提升我国血脂管理水平，推进 ASCVD 防治工作。

# 前　言

　　心血管疾病（CVD）是全球范围内威胁人类生命健康的最主要的慢性非传染性疾病。以动脉粥样硬化性心血管疾病（ASCVD）为主的 CVD（如缺血性心脏病和缺血性脑卒中等）是我国城乡居民第一位死亡原因，占死因构成的 40％以上[1]。近年来，我国 ASCVD 的疾病负担仍继续增加[2]，防控形势严峻。

　　流行病学、遗传学和临床干预研究证据充分证实，LDL-C 是 ASCVD 的致病性危险因素[3]。新近研究还提示，其他含有载脂蛋白 B（apolipoprotein B，Apo B）的脂蛋白，包括富含甘油三酯的脂蛋白（triglyceride-rich lipoprotein，TRL）及其残粒，以及脂蛋白（a）[lipoprotein（a），Lp(a)]，也参与 ASCVD 的病理生理过程[3]。

　　20 世纪美国年龄标化冠心病死亡率自 1968 年呈现下降拐点，1980—2000 年下降 40％以上，其中控制危险因素的贡献占 44％，贡献率最大的为总胆固醇（total cholesterol，TC）水平的降低，权重为 24％[4]。然而，资料显示 2012 年我国居民 TC、LDL-C、甘油三酯（triglyceride，TG）水平较 2002 年明显升高，高密度脂蛋白胆固醇（high-density lipoprotein cholesterol，HDL-C）明显降低；≥18 岁人群血脂异常患病率明显升高[5]，而居民对血脂异常的知晓率、治疗率和控制率均处于较低水平。因此，我国面临 ASCVD 疾病负担持续上升趋势，血脂管理刻不容缓。

　　2007 年在国家卫生部疾控局支持下，中华医学会心血管病学分会组织多学科专家组成联合委员会在 1997 年《血脂异常防治建议》[6] 的基础上制定了《中国成人血脂异常防治指南》[7]。2016 年在国家卫生和计划生育委员会疾病预防控制局的支持下，由国家心血管病中心国家心血管病专家委员会组织多学科专家，综合国内外血脂领域研究的最新进展，尤其是国内的流行病学和临床研究证据，结合国际血脂指南，对《中国成人血脂异常防治指南》进行了全面更新，制定了《中国成人血脂异常防治指南（2016 年修订版）》[8]，提出了更适合中国人的血脂管理建议，对包括基层在内的血脂异常防治发挥了重要指导作用[9]。

　　《中国成人血脂异常防治指南（2016 年修订版）》发布后，全球范围内血脂领域相关研究又取得了突破性进展，进一步明确了 LDL-C 与动脉粥样硬化的因果关系；降脂药物的联合应用和降脂新药如前蛋白转化酶枯草溶菌素 9（preprotein converting enzyme subtilisin kexin 9，PCSK9）单克隆抗体（单抗）的应用，可使 LDL-C 水平降低 50%~70%，在他汀类药物治疗的基础上进一步减少主要不良心血管事件（major adverse cardiovascular event，MACE），再度证实了更大幅度降低 LDL-C 可带来更多的心血管保护作用[10-11]。这些新的临床试验结果促使诸多国外血脂指南进行了更新和修订[12-13]，目的是达到更严格的 LDL-C 控制目标，尤其是 ASCVD 超高危患者；另外，与血脂相关的余生风险研究也取得较大进展。

基于上述背景，国家心血管病专家委员会联合中华医学会心血管病学分会、内分泌学分会、糖尿病学分会、检验分会及中国卒中学会，由多学科专家组成联合专家委员会，对《中国成人血脂异常防治指南（2016 年修订版）》进行更新，旨在指导临床实践，全面提升我国血脂管理水平，推进 ASCVD 防治。

考虑到人群血脂合适水平随 ASCVD 危险分层的级别不同而不同，在没有危险因素的人群中可视为"正常"的 LDL-C 水平，对 ASCVD 超（极）高危患者而言则属明显升高。因此，指南修订联合专家委员会经过认真讨论，决定将"成人血脂异常防治指南"修改为"血脂管理指南"。另外，血脂异常和动脉粥样硬化可开始于儿童，血脂需从儿童时期开始管理，本指南包含了儿童血脂管理的内容，覆盖从儿童到老年人全生命周期的血脂管理建议。因此，联合专家委员会一致同意将新修订的指南更名为《中国血脂管理指南（2023 年）》。

本指南修订过程遵循世界卫生组织和中华医学会制定/修订指南的基本方法及程序[14]。首先在联合专家委员会成员中广泛征集需要更新的主要内容和核心问题，经研究梳理后确定了 6 个方面（指南修订的总体原则、更新的主要内容、ASCVD 总体风险评估、降脂治疗的目标、降脂治疗的药物和非药物治疗措施、儿童及特殊人群的血脂管理）共15 个核心问题。指南修订工作组根据核心问题制定了文献检索和评价策略，将中英文文献数据库全面检索结果提供给专家进行系统综述和评价，特别注意收集和采用国内临床研究及人群队列研究的成果和数据。在修订过程中，联合专家委员会召开了 7 次专题研讨会，对核心问题进行学术讨论。在文献系统评价的基础上，联合专家委员会经反复研究讨论形成共识，提出推荐建议及证据水平，当专家意见经反复讨论仍有分歧时，接受大多数专家的共识意见。

本指南对推荐类别及证据等级水平的定义表述借鉴欧美相关血脂指南[12-13]。

**本指南对推荐类别的定义表述如下：**

Ⅰ类：已证实和/或一致公认有益、有用或有效的治疗或操作，推荐使用。

Ⅱ类：有用和/或有效的证据尚有矛盾或存在不同观点的治疗或操作。

　Ⅱa 类：有关证据、观点倾向于有用和/或有效，应用这些治疗或操作是合理的。

　Ⅱb 类：有关证据、观点尚不能充分证明有用和/或有效，可考虑应用。

Ⅲ类：已证实和/或一致公认无用和/或无效，并对一些病例可能有害的治疗或操作，不推荐使用。

**本指南对证据等级水平的定义表述如下：**

证据水平 A：证据基于多项随机临床试验（randomized clinical trial，RCT）或荟萃分析。

证据水平 B：证据基于单项 RCT 或多项非随机对照研究。

证据水平 C：仅为专家共识意见和/或基于小规模研究、回顾性研究和注册研究结果。

《中国血脂管理指南》修订联合专家委员会

2023 年 6 月

# 目　录

# 1. 血脂异常流行特征

**要点提示**

1. 近几十年来，中国人群的血脂水平、血脂异常患病率明显升高，以高胆固醇血症的增加最为明显。

2. ASCVD超（极）高危人群的降脂治疗率和达标率较低，亟须改善。

20世纪80年代以来，我国人群（包括儿童和青少年）血脂水平变化显著，血脂异常患病率明显升高[15-20]。

血脂中各成分的平均水平是评价人群血脂变化趋势的重要指标。2018年全国调查数据显示[20]，我国≥18岁成人血清TC平均水平为4.8mmol/L，LDL-C为2.9mmol/L，TG为1.7mmol/L，与2002年、2010年、2015年全国调查数据相比，各项血脂成分的平均水平均明显升高[15-16]。一项近期发表的覆盖全球200个国家的研究报告显示[18]，1980年中国成人TC和非高密度脂蛋白胆固醇（非HDL-C）的平均水平处于全球较低的分级，明显低于西方国家；而2018年中国成人TC和非HDL-C的平均水平则达到或超过了一些西方国家的平均水平。同时，儿童和青少年血脂水平也呈升高趋势。北京儿童和青少年代谢综合征研究显示[19]，2014年6~18岁儿童青少年的血清TC、LDL-C和非HDL-C平均水平分别为4.3mmol/L、2.4mmol/L和2.8mmol/L，较10年前明显上升。人群血清胆固醇水平的升高预计可导致2010—2030年我国心血管事件增加约920万例[21]。遏制人群血清胆固醇平均水平的继续升高是我国ASCVD预防的重要目标。

中国成人血脂异常患病率近年来一直维持在较高水平[15,20,22]。2018年全国调查结果显示，≥18岁成人血脂异常总患病率为35.6%[20]，与2015年全国调查的血脂异常患病率相比依然有所上升[15]；其中高TC血症（TC≥6.2mmol/L）患病率的升高最为明显[20]。与2015年数据相比，2018年高TC血症年龄标化患病率升高近1倍（从4.9%增至8.2%）。高LDL-C血症患病率也持续上升，2018年≥18岁成人LDL-C≥4.1mmol/L的比例为8.0%，而2010年和2015年≥18岁成人LDL-C≥4.1mmol/L的比例分别为5.6%和7.2%[15,20]。我国儿童和青少年的高TC血症患病率也明显升高[23]。2012年全国7个省（自治区、直辖市）6~17岁儿童和青少年调查显示[24]，5.4%的儿童和青少年有高TC血症（TC>5.2mmol/L），较10年前升高约1.5倍，儿童中高TG血症和低HDL-C血症则更为常见。

提高公众或 ASCVD 患者对血脂异常的知晓率、治疗率和控制率是 ASCVD 一级预防、二级预防的核心策略。2012—2015 年调查显示，中国≥35 岁成人对血脂异常的知晓率仅为 16.1%[25]。对于 ASCVD 高危人群和患者，防治重点是提高降胆固醇药物的治疗率和 LDL-C 的达标率（<1.8mmol/L）。在一级预防的 ASCVD 高危人群中，LDL-C 未达标者降脂药物的治疗率仅为 5.5%；在已患 ASCVD 人群中，降脂药物的治疗率为 14.5%，LDL-C 达标率仅为 6.8%[17]。此外，在全国 246 家医院的 104 516 例急性冠脉综合征（acute coronary syndrome，ACS）住院患者中，采用《超高危动脉粥样硬化性心血管疾病患者血脂管理中国专家共识》[26]标准进行分析显示[27]，75.1% 患者为超高危患者，入院时 LDL-C 达标率（<1.4mmol/L）仅为 6.6%；在具有出院处方信息的患者中，95.1% 的患者出院时仅接受他汀类药物单药治疗。最新一项 9 944 例包括慢性冠心病、缺血性脑卒中和周围血管疾病的 ASCVD 患者的随访研究提示[28]，中国 ASCVD 患者中 26% 为超高危患者，LDL-C 达标率仅为 13%。由此可见，我国人群的血脂管理工作亟待加强。

# 2. 血脂与脂蛋白

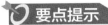 **要点提示**

1. 与临床密切相关的血脂成分主要包括胆固醇和甘油三酯（TG）。

2. 血液中胆固醇和 TG 主要存在于脂蛋白中，包括乳糜微粒（CM）、极低密度脂蛋白（VLDL）、中间密度脂蛋白（IDL）、低密度脂蛋白（LDL）、高密度脂蛋白（HDL）和脂蛋白（a）[Lp（a）]。

血脂是血清中的胆固醇、TG 和类脂（如磷脂）等的总称，与临床密切相关的血脂主要是胆固醇和 TG。血脂不溶于水，必须与特殊的蛋白质即载脂蛋白（apoprotein，Apo）结合形成脂蛋白才能溶于血液，被运输至组织进行代谢。

脂蛋白分为乳糜微粒（chylomicron，CM）、极低密度脂蛋白（very low-density lipoprotein，VLDL）、中间密度脂蛋白（intermediate-density lipoprotein，IDL）、低密度脂蛋白（low-density lipoprotein，LDL）和高密度脂蛋白（high-density lipoprotein，HDL）。此外，还有一种脂蛋白称为脂蛋白（a）[Lp（a）]。脂蛋白的物理特性、主要成分、来源和功能见表 1。

## 2.1 乳糜微粒

乳糜微粒（CM）由小肠合成，是血液中颗粒最大的脂蛋白，密度最低，主要成分是 TG。正常人空腹 12 小时后采血，血清中无 CM。餐后以及某些病理状态下血液中含有大量 CM 时，血液外观白色混浊，称为"乳糜血"。

## 2.2 极低密度脂蛋白

极低密度脂蛋白（VLDL）由肝脏合成，其 TG 含量占 50% ~ 65%，与 CM 一起统称为富含甘油三酯的脂蛋白（TRL）。由于 VLDL 分子比 CM 小，TG 正常时，空腹 12 小时的血清清亮透明；当空腹血清 TG 水平>3.4mmol/L 时，血清呈乳状光泽直至混浊。

表1 脂蛋白的物理及生物学特性和功能

| 分类 | 密度/(g·mL⁻¹) | 直径/nm | 主要脂质成分/% | | | | 载脂蛋白 | | 主要来源 | 功能 |
|---|---|---|---|---|---|---|---|---|---|---|
| | | | TG | 胆固醇酯 | 磷脂 | 胆固醇 | 主要 | 其他 | | |
| CM | <0.950 | 80~100 | 90~95 | 2~4 | 2~6 | 1 | B48 | A1, A2, A4, A5 | 小肠合成 | 将食物中的 TG 和胆固醇从小肠转运至其他组织 |
| VLDL | 0.950~1.006 | 30~80 | 50~65 | 8~14 | 12~16 | 4~7 | B100 | A1, C2, C3, E, A5 | 肝脏合成 | 转运内源性 TG 至周组织，经脂酶水解后释放游离脂肪酸 |
| IDL | 1.006~1.019 | 25~30 | 25~40 | 20~35 | 16~24 | 7~11 | B100 | C2, C3, E | VLDL 中 TG 经脂酶水解后形成 | 属 LDL 前体，部分经肝脏代谢 |
| LDL | 1.019~1.063 | 20~25 | 4~6 | 34~35 | 22~26 | 6~15 | B100 | | VLDL 和 IDL 中 TG 经脂酶水解后形成 | 胆固醇的主要载体，经 LDL 受体介导而被外周组织摄取和利用 |
| HDL | 1.063~1.210 | 8~13 | 7 | 10~20 | 55 | 5 | A1 | A2, C3, E, M | 主要由肝脏和小肠合成 | 促进胆固醇从外周组织移除，转运胆固醇至肝脏或其他组织再分布 |
| Lp (a) | 1.055~1.085 | 25~30 | 4~8 | 35~46 | 17~24 | 6~9 | Apo (a) | B100 | 在肝脏或肝外 Apo (a) 通过二硫键与 LDL 形成的复合物 | 功能尚不完全清楚 |

注：CM，乳糜微粒；VLDL，极低密度脂蛋白；IDL，中间密度脂蛋白；LDL，低密度脂蛋白；HDL，高密度脂蛋白；Lp (a)，脂蛋白 (a)；Apo (a)，载脂蛋白 (a)；TG，甘油三酯。

## 2.3 低密度脂蛋白

低密度脂蛋白（LDL）由 VLDL 转化而来，LDL 颗粒中约含 50% 的胆固醇，是血液中胆固醇含量最高的脂蛋白，故称为富含胆固醇的脂蛋白。由于 LDL 颗粒小，即使低密度脂蛋白胆固醇（LDL-C）的浓度很高，血清也不会混浊。

LDL 中的载脂蛋白（Apo）95% 以上为 Apo B100。LDL 将胆固醇运送到外周组织，大多数 LDL 通过肝细胞和肝外组织的 LDL 受体（LDL receptor，LDLR）进行分解代谢。LDL 在动脉粥样硬化的发生和发展中起关键作用。此外，由于理化性质、代谢和功能的差异，LDL 颗粒间存在一定的异质性。根据颗粒大小和密度不同，可将 LDL 分为不同的亚组分，包括大而轻 LDL、中间型 LDL 及小而密 LDL（small dense low-density lipoprotein，sdLDL），后者可能具有更强的致动脉粥样硬化作用[29]。

## 2.4 高密度脂蛋白

高密度脂蛋白（HDL）主要由肝脏和小肠合成，为颗粒最小的脂蛋白，其中脂质和蛋白质部分几乎各占一半。HDL 中的 Apo 以 Apo A1 为主。HDL 也是一类异质性脂蛋白，可分为不同亚组分。这些 HDL 亚组分在形状、密度、颗粒大小、电荷和抗动脉粥样硬化特性等方面均不相同。

## 2.5 脂蛋白（a）

脂蛋白（a）[Lp（a）] 由 LDL 样颗粒和 Apo（a）组成，两者以二硫键共价结合。Lp（a）具有显著的多态性，源于 Apo（a）肽链长度不一。Lp（a）与 LDL 不同，不能由 VLDL 转化而来，也不能转化为其他脂蛋白，是一类独立的由肝脏合成的脂蛋白。

绝大多数研究支持 Lp（a）是 ASCVD 和钙化性主动脉瓣狭窄的独立危险因素[30-32]。

## 2.6 富含甘油三酯的脂蛋白

富含甘油三酯的脂蛋白（TRL）包含 CM 与 VLDL，TG 含量丰富。Apo B 是 TRL 最主要的结构蛋白。含有 Apo B100 的 VLDL 由肝脏合成后，可被代谢成 VLDL 残粒、IDL 和 LDL。含有 Apo B48 的 CM 由小肠合成，直径较大，可代谢为 CM 残粒。

TRL 及其残粒与 ASCVD 风险相关。在使用他汀类药物治疗的人群中，TRL 仍是除 LDL-C 以外的脂质相关 CVD 余生风险的因素之一，特别是部分特殊人群，如糖尿病患者等[12,33-36]。

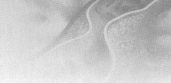

# 3. 血脂检测项目

🕐 **要点提示**

1. 临床血脂检测的常规项目包括 TC、TG、LDL-C 和 HDL-C；Apo A1、Apo B、Lp（a）等已被越来越多的临床实验室作为血脂检测项目。

2. 非 HDL-C 可通过计算获得，是降脂治疗的次要干预靶点。

临床上血脂检测的常规项目包括 TC、TG、LDL-C 和 HDL-C。利用 TC 减去 HDL-C，即可获得非 HDL-C，非常简便实用。国内诸多大型医院也开展了 Apo A1、Apo B、Lp（a）检测[37-38]。此外，部分有条件的机构可进行小而密低密度脂蛋白胆固醇（sdLDL-C）、脂蛋白颗粒或亚组分等检测，其临床应用价值日益受到关注[38-40]。

## 3.1 总胆固醇

总胆固醇（TC）是指血液中各脂蛋白所含胆固醇之总和。影响 TC 水平的主要因素有：

（1）年龄与性别：TC 水平常随增龄而增高，但 70 岁以后不再上升甚或有所下降，中青年女性低于男性，女性绝经后 TC 水平较同年龄男性高。

（2）饮食习惯：长期高胆固醇、高饱和脂肪酸摄入可造成 TC 升高。

（3）遗传因素：与脂蛋白代谢相关酶或受体基因发生突变，是 TC 显著升高的主要原因。

空腹或非空腹血标本均可用于 TC 检测，结果几乎无差别[38]。

## 3.2 甘油三酯

甘油三酯（TG）水平除受遗传因素影响外，也受后天因素的明显影响，并与种族、年龄、性别以及生活习惯（如饮食、运动等）有关。TG 水平个体内与个体间变异均较大，同一个体的 TG 水平受饮食和不同时间等因素的影响，多次测定时可能有较大差异[37-38]。

人群血清 TG 水平呈明显的偏态分布。无论血脂有无异常，餐后 TG 水平都可增高（约 0.3mmol/L）；若非空腹血清 TG≥4.52mmol/L，则须采集空腹标本进行血脂检测以评估 TG 浓度[39-40]。

## 3.3  低密度脂蛋白胆固醇

LDL 颗粒中胆固醇占比约为 50%，低密度脂蛋白胆固醇（LDL-C）浓度基本能反映血液 LDL 颗粒水平。影响 TC 的因素同样也可影响 LDL-C 水平。利用 Friedewald 公式（LDL-C = TC−HDL-C−TG/2.2）可直接计算 LDL-C，曾是国际上最普遍的 LDL-C 计算方法，目前仍在许多国家使用[37-38]。但对 TG≥4.52mmol/L 或某些异常脂蛋白血症的标本，宜使用直接测定法检测血清 LDL-C 水平[41-42]。匀相法是我国目前测定 LDL-C 的主要方法[37-38,42]。

## 3.4  高密度脂蛋白胆固醇

高密度脂蛋白胆固醇（HDL-C）水平明显受遗传因素的影响。严重营养不良者，伴随血清 TC 明显降低，HDL-C 也低下。肥胖者 HDL-C 多偏低。吸烟可使 HDL-C 下降。糖尿病、肝炎和肝硬化等疾病状态可伴有低 HDL-C。高 TG 血症患者往往伴有低 HDL-C。运动可使 HDL-C 轻度升高。

HDL 中胆固醇含量比较稳定，故目前多通过检测其所含胆固醇的量，间接了解血中 HDL 水平。通常情况下血清 HDL-C 水平与 ASCVD 发病风险呈负相关[37-38,43]。

## 3.5  非高密度脂蛋白胆固醇

非 HDL-C 是指血液中除 HDL 以外其他脂蛋白所含胆固醇的总和，包括 VLDL、IDL、LDL 和 Lp（a）中的胆固醇。非 HDL-C 代表了含有 Apo B 的脂蛋白颗粒中胆固醇的总量，计算公式如下：非 HDL-C = TC−HDL-C。国际上部分血脂指南建议将非 HDL-C 作为 ASCVD 一级预防和二级预防的首要目标[29,41]。

## 3.6  载脂蛋白 A1

正常人群载脂蛋白 A1（Apo A1）水平多在 1.20~1.60g/L 范围内，女性略高于男性。Apo A1 是 HDL 颗粒的主要蛋白质成分（占 65%~75%），而其他脂蛋白中 Apo A1 极少，所以血清 Apo A1 可以反映 HDL 颗粒水平，与 HDL-C 水平呈明显正相关，其临床意义也大体相似[37-38]。少数情况如家族性高 TG 血症患者 HDL-C 往往偏低，但 Apo A1 不一定低，同时测定 Apo A1 与 HDL-C 有助于临床诊断。

## 3.7 载脂蛋白 B

正常人群血清载脂蛋白 B（Apo B）在 0.80~1.10g/L 范围内。正常情况下，每一个 LDL、IDL、VLDL 和 Lp（a）颗粒中均含有 1 分子 Apo B。Apo B 包括 Apo B48 和 Apo B100 两种亚类，前者主要存在于 CM 中，后者主要存在于 LDL 中。除特殊说明外，临床常规测定的 Apo B 通常指 Apo B100。

血清 Apo B 主要反映 LDL 颗粒水平，与血清 LDL-C 水平呈明显正相关，两者的临床意义相似[37-38]。在某些情况下，如高 TG 血症时，由于 TRL 及残粒、sdLDL 颗粒增多，此时 Apo B 含量高而胆固醇含量相对较低，故可出现 LDL-C 水平虽然不高，但血清 Apo B 水平增高的所谓"高 Apo B 血症"。因此，Apo B 与 LDL-C 同时测定有利于临床 ASCVD 风险判断。

## 3.8 脂蛋白（a）

血清脂蛋白（a）［Lp（a）］水平主要与遗传因素有关，正常人群 Lp（a）水平呈明显偏态分布，且有地域和种族差异。通常以 300mg/L 为切点，Lp（a）高于此水平者 ASCVD 风险增加[37-38]。Lp（a）升高是冠心病、缺血性脑卒中、外周血管疾病、冠状动脉钙化及钙化性主动脉瓣狭窄等的独立危险因素。此外，Lp（a）增高还可见于多种炎症反应、肾病综合征、糖尿病肾病、妊娠和服用生长激素等情况[38,44-45]。

因 Apo（a）具有明显多态性，不同 Apo（a）异构体分子量不同，导致不同 Lp（a）检测方法得到的结果并不完全一致，检测结果单位有 nmol/L 与 mg/L 两种，但二者不可以直接换算或转换[38,44-45]。

## 3.9 小而密低密度脂蛋白胆固醇与脂蛋白颗粒及亚组分

sdLDL 被认为是 LDL 促进动脉粥样硬化发生、发展的主要亚型。正常人群血清小而密低密度脂蛋白胆固醇（sdLDL-C）多在 0.2~1.4mmol/L 范围内，sdLDL-C 测定有助于 ASCVD 风险评估及对相关疾病严重程度的判断[38,46]。

此外，采用新型垂直自动密度梯度超速离心、磁共振波谱等新技术，可检测各种脂蛋白亚组分胆固醇含量与颗粒浓度，可能是评估 ASCVD 的脂质相关余生风险的辅助手段[38,42,47-48]。

各血脂项目测定数值的单位按国家标准为 mmol/L（或 g/L），国际上部分国家用 mg/dL，其相互转换关系如下：

（1）TC、HDL-C、LDL-C：1.0mmol/L＝38.6mg/dL。

（2）TG：1.0mmol/L＝88.5mg/dL。

（3）Apo A1、Apo B：0.01g/L＝1mg/dL。

血脂检测结果的准确性受多种因素影响，建议按《中国临床血脂检测指南》中临床血脂检测要求进行临床检测工作（附录）。

# 4. 动脉粥样硬化性心血管疾病总体风险评估

**要点提示**

1. ASCVD 总体风险评估是血脂干预决策的基础。

2. 推荐采用基于我国人群长期队列研究建立的"中国成人 ASCVD 总体发病风险评估流程图"进行风险评估。

3. 对<55 岁且 ASCVD 10 年风险为中危者进一步进行余生风险评估。

4. ASCVD 10 年风险为中危且余生风险不属于高危的个体，应考虑结合风险增强因素决定干预措施。

大量观察性研究和临床试验证实 LDL-C 是 ASCVD 的致病性危险因素[49-50]。然而，个体发生 ASCVD 的风险不仅取决于 LDL-C 水平，还取决于同时存在的疾病状态及其他 ASCVD 危险因素的数目和水平[51-53]。即使对于 LDL-C 水平相同的个体，其他情况不同也会导致 ASCVD 总体风险存在明显差异，多种疾病状态或危险因素共存可显著增加 ASCVD 的总体风险。此外，对于已经发生 ASCVD 的患者，其心血管事件复发的风险亦有较大差别。即使按超（极）高危的标准控制血脂、血压和血糖等危险因素后，仍可能具有较高的余生风险[54]。RCT 已经证实，风险较高的 ASCVD 患者从强化降 LDL-C 治疗中获益更显著[55-56]。因此，对于已经患 ASCVD 者也应进一步进行风险评估，从而不断完善干预措施，降低复发风险，改善患者预后。无论是预防 ASCVD 发生的一级预防，还是改善 ASCVD 预后的二级预防，全面评估 ASCVD 总体风险不仅有助于确定血脂异常患者降脂治疗的决策，也有助于临床医生针对患者风险水平制定个体化的综合治疗决策，从而最大限度降低患者 ASCVD 总体风险，同时避免过度治疗造成的潜在危害。

目前，国内外发布的血脂异常防治相关指南的核心内容均包括 ASCVD 发病总体风险的评估方法和危险分层标准[8, 12-13,57]。《中国成人血脂异常防治指南（2016 年修订版）》也强调：依据 ASCVD 发病风险采取不同强度干预措施是血脂异常防治的核心策略，ASCVD 总体风险评估是血脂异常治疗决策的基础，推荐采用基于我国人群长期队列研究建立的"中国成人 ASCVD 总体发病风险评估流程图"进行风险评估和分层[8]。本次修订在《中国成人血脂异常防治指南（2016 年修订版）》对 ASCVD 风险评估推荐建议的基础上，结合最新研究证据和国内外指南与共识，对风险评估流程进行了更新：①按是否患

ASCVD 分为二级预防和一级预防两类情况；②在已患 ASCVD 的二级预防人群中进一步划分出超（极）高危的危险分层[26,28,55-56]；③在尚无 ASCVD 的一级预防人群中，增加慢性肾脏病（chronic kidney disease，CKD）3~4 期作为直接列为高危的三种情况之一[57]。

ASCVD 总体发病风险评估流程如图 1 所示。

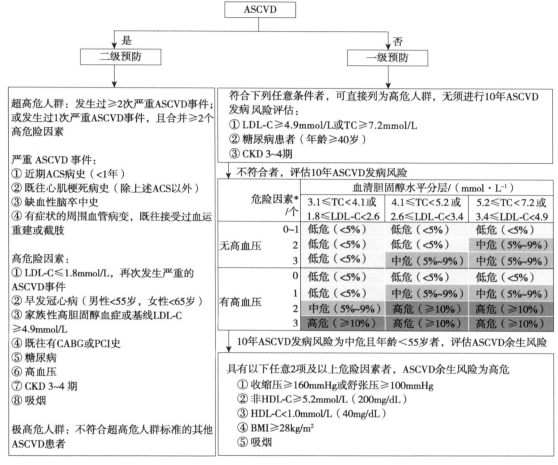

注：ASCVD：动脉粥样硬化性心血管疾病；LDL-C：低密度脂蛋白胆固醇；TC：总胆固醇；CKD：慢性肾脏病；HDL-C：高密度脂蛋白胆固醇；ACS：急性冠脉综合征；CABG：冠状动脉旁路移植术；PCI：经皮冠状动脉介入治疗。危险因素的水平均为干预前水平。

\* 危险因素包括吸烟、低 HDL-C、年龄≥45/55 岁（男性/女性）；<40 岁的糖尿病患者危险分层参见特殊人群糖尿病部分。

**图 1 中国成人 ASCVD 总体发病风险评估流程图**

首先，按照是否患 ASCVD 分为二级预防和一级预防两类情况。在已诊断 ASCVD 的人群中，将发生过≥2 次严重 ASCVD 事件，或发生过 1 次严重 ASCVD 事件且合并≥2 个高危险因素者列为超高危人群，其他 ASCVD 患者列为极高危人群。在尚无 ASCVD 的人群中，符合以下 3 个条件之一者，直接列为高危人群，不需要再进行 ASCVD 10 年发病风险评估：①LDL-C≥4.9mmol/L 或 TC≥7.2mmol/L；②年龄≥40 岁的糖尿病患者；③CKD

3~4 期。不具有以上 3 种情况的个体（包括<40 岁的糖尿病患者），在考虑是否需要降脂治疗时，应进行未来 10 年 ASCVD 总体发病风险的评估：按照 LDL-C 水平、有无高血压及其他 ASCVD 危险因素数量分成 21 种组合，10 年发病平均风险<5%、5%~9% 和≥10% 分别定义为低危、中危和高危。对于 ASCVD10 年发病风险为中危的人群，如果年龄<55 岁，则须进行 ASCVD 余生风险的评估。具有以下任意 2 项或以上危险因素者，ASCVD 余生风险为高危：①收缩压 ≥160mmHg（1mmHg = 0.133kPa）或舒张压 ≥100mmHg；②非 HDL-C ≥5.2mmol/L；③HDL-C < 1.0mmol/L；④体质指数（body mass index，BMI）≥28kg/m²；⑤吸烟。

需要说明的是，在临床实践中，每位患者的实际情况可能较为复杂，特别是对于风险评估结果为中危的人群，是否启动他汀类药物治疗有时难以确定。这种情况下可考虑结合 ASCVD 风险增强因素（表2），患者合并多个风险增强因素时更倾向按高危处理。此外，医患双方也可参考基于我国人群队列研究研发的数字化心脑血管疾病风险评估工具[53,58]，对风险进行充分讨论，在考虑患者意愿的前提下进一步确定是否启动干预措施。

表2  ASCVD 风险增强因素

| 项目 | 内容 |
|---|---|
| 靶器官损害 | 冠状动脉钙化≥100 AU[59-60] |
| | 超声显示颈动脉内膜中层厚度≥0.9mm 或存在颈动脉粥样斑块[60-62] |
| | 踝/臂血压指数<0.9[59-60] |
| | 左心室肥厚：心电图 $S_{V1}$ + $R_{V5}$（$R_{V6}$）电压>3.8mV，或男性超声心动图显示左心室质量指数>109g/m²，女性超声心动图显示左心室质量指数>105g/m²，或室间隔厚度≥11mm[63-65] |
| 血清生物标志物 | 非 HDL-C≥4.9mmol/L[66-68] |
| | Apo B≥1.3g/L[66-67] |
| | Lp(a)≥500mg/L[66,69] |
| | TG≥2.3mmol/L[70-72] |
| | 高敏 C 反应蛋白≥2.0mg/L[59-60] |
| 其他因素 | 肥胖或腹部肥胖[73]、早发心血管疾病家族史（男性发病年龄<55 岁，女性发病年龄<65 岁）[53,60]等 |

注：ASCVD，动脉粥样硬化性心血管疾病；非 HDL-C，非高密度脂蛋白胆固醇；ApoB，载脂蛋白 B；Lp（a），脂蛋白（a）；TG，甘油三酯。

# 5. 血脂合适水平的参考标准

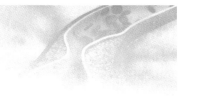

**要点提示**

1. LDL-C 的参考水平仅适用于 ASCVD 总体发病风险为低危的人群。
2. 在临床实践中判断患者 LDL-C 控制水平时应参照 ASCVD 总体发病风险。

在常用的血脂指标中，与 ASCVD 发病风险呈因果关系且作为临床首要治疗靶点的是 LDL-C。对于 ASCVD 风险不同人群，LDL-C 的合适水平和升高的判断标准不同，启动降脂药物治疗的 LDL-C 水平和 LDL-C 的治疗目标也有所不同[12,29]。由于中国≥18 岁成人大部分为 ASCVD 低危人群[17]，因此，表 3 列出了适用于 ASCVD 低危人群的主要血脂指标的参考标准，有助于医务人员和公众对血脂水平有基本认知。因非 HDL-C 和 Lp（a）在临床实践中的应用不断增加，其合适水平参考值也列于表 3 中。

表 3　中国 ASCVD 一级预防低危人群主要血脂指标的参考标准

| 分类 | TC/<br>(mmol·L⁻¹) | LDL-C/<br>(mmol·L⁻¹) | HDL-C/<br>(mmol·L⁻¹) | TG/<br>(mmol·L⁻¹) | 非 HDL-C/<br>(mmol·L⁻¹) | Lp（a）/<br>(mg·L⁻¹) |
|---|---|---|---|---|---|---|
| 理想水平 | — | <2.6 | — | — | <3.4 | — |
| 合适水平 | <5.2 | <3.4 | — | <1.7 | <4.1 | <300 |
| 边缘升高 | ≥5.2 且<6.2 | ≥3.4 且<4.1 | — | ≥1.7 且<2.3 | ≥4.1 且<4.9 | — |
| 升高 | ≥6.2 | ≥4.1 | — | ≥2.3 | ≥4.9 | ≥300 |
| 降低 | — | — | <1.0 | — | — | — |

注：ASCVD：动脉粥样硬化性心血管疾病；TC：总胆固醇；LDL-C：低密度脂蛋白胆固醇；HDL-C：高密度脂蛋白胆固醇；TG：甘油三酯；Lp（a）：脂蛋白（a）。

表中所列数值指干预前空腹 12 小时测定的血脂水平。

"—"表示无相关标准。

# *6.* 血脂异常分类

🕐 **要点提示**

血脂异常分类比较复杂，常用的有病因分类和临床分类 2 种，最实用的是临床分类。

血脂异常通常指血清中胆固醇和/或 TG 水平升高，俗称高脂血症。实际上血脂异常泛指包括低 HDL-C 血症在内的各种血脂异常。分类较繁杂，常用的有病因分类和临床分类 2 种，最实用的是临床分类[41,74-75]。

## 6.1 血脂异常病因分类

### 6.1.1 原发性（遗传性）血脂异常

原发性血脂异常是指无明确可引起血脂异常的继发因素如疾病、药物等，所致的血脂异常。原发性血脂异常大多由于单一基因或多个基因突变所致，具有家族聚集性，有明显的遗传倾向，特别是单一基因突变者，故临床上又称为遗传性或家族性高脂血症。

家族性高胆固醇血症（familial hypercholesterolemia，FH）属于单基因、常染色体遗传性胆固醇代谢异常，多为显性遗传，隐性遗传罕见。目前公认的 FH 致病基因包括 3 个显性遗传基因：*LDLR*、*ApoB*、*PCSK9*；1 个隐性遗传基因：*LDLR* 衔接蛋白 1（LDL receptor adaptor protein 1，*LDLRAP1*）。≥90% 的 FH 患者为 *LDLR* 致病性突变所致，其次为 *ApoB* 致病性突变，后者在中国 FH 患者中比例较高[76]。随着基因测序技术的发展，越来越多的基因，如 *LDLRAP1*、溶酶体酸脂肪酶、马铃薯块茎储藏蛋白样磷脂酶结构域-5（patatin like phospholipase domain-5）、*ApoE* 等被认为可能也与 FH 的发病相关[77]。

FH 基因型可分为杂合子型 FH（heterozygous FH，HeFH）、纯合子型 FH（homozygous FH，HoFH）、复合杂合子型 FH 和双重杂合子型 FH 4 种类型，以 HeFH 为多见。估测 HeFH 患病率为 1/250~1/200、HoFH 为 1/32 万~1/16 万。由于 FH 患者从出生就处于高血清 LDL-C 水平暴露状态，所以 ASCVD 风险明显增高[78-79]。

家族性高 TG 血症由单一基因突变所致，通常是参与 TG 代谢的脂蛋白脂酶 (lipoprotein lipase，LPL) 或 *Apo C2* 或 *Apo A5* 基因突变导致[80]，表现为重度高 TG 血症 (TG>10mmol/L)，其发病率约为 1/100 万。轻度、中度高 TG 血症通常具有多个基因突变特性[81]（表 4）。

表 4　原发性（遗传性）脂蛋白代谢相关疾病

| 疾病名称 | 估测患病率 | 致病基因 | 对脂蛋白的影响 |
|---|---|---|---|
| HeFH | 1/250~1/200 | *LDLR*、*ApoB*、*PCSK9* | LDL-C↑ |
| HoFH | 1/32 万~1/16 万 | *LDLR*、*ApoB*、*PCSK9*、*LDLRAP1* | LDL-C↑↑ |
| 混合型家族性高脂血症 | 1/200~1/100 | 上游转录因子 1+修饰基因 | LDL-C↑，VLDL-C↑，ApoB↑ |
| 家族性异常 β-脂蛋白血症 | 1/5 000 | *ApoE* | IDL 和 VLDL 残粒（βVLDL[②]）↑↑ |
| 家族性脂蛋白脂酶缺乏症（家族性乳糜微粒综合征） | 2/100 万 | *LPL*、*ApoC2*、*ApoA5*、*GPIHBP1*、*LMF1* | 乳糜微粒和 VLDL-C↑↑ |
| 丹吉尔病（无 α 脂蛋白血症） | 1/100 万 | *ABCA1* | HDL-C↓↓ |
| 家族性 LCAT[①] 缺乏症 | 1/100 万 | *LCAT* | HDL-C↓ |

注：[①]LCAT：卵磷脂胆固醇酰基转移酶；[②]βVLDL：β 极低密度脂蛋白。

## 6.1.2　继发性（获得性）血脂异常

继发性血脂异常通常是指由导致血清脂质和脂蛋白代谢改变的潜在的系统性疾病、代谢状态改变、不健康饮食以及某些药物引起的血脂异常。继发性血脂异常与原发性血脂异常可能产生相似的后果。

如摄取富含饱和脂肪酸和胆固醇的饮食可引起胆固醇水平升高，酒精过量可导致高 TG 血症。药物可引起继发性血脂异常，如糖皮质激素、雌激素、视黄酸、环孢素、抗抑郁药物、血管内皮生长因子抑制剂、芳香化酶抑制剂等。

引起血脂异常的疾病主要有肥胖、糖尿病、肾病综合征、甲状腺功能减退症、肾功能衰竭、肝脏疾病、系统性红斑狼疮、糖原贮积症、骨髓瘤、脂肪萎缩、急性间歇性卟啉病、多囊卵巢综合征等。

## 6.2 血脂异常临床分类

从实用角度出发，血脂异常可进行简易临床分类（表5）。

表5  血脂异常的临床分类

| 分型 | TC | TG | HDL-C | 相当于 WHO 表型[82] |
|---|---|---|---|---|
| 高 TC 血症 | 增高 | — | — | Ⅱa |
| 高 TG 血症 | — | 增高 | — | Ⅳ、Ⅰ |
| 混合型高脂血症 | 增高 | 增高 | — | Ⅱb、Ⅲ、Ⅳ、Ⅴ |
| 低 HDL-C 血症 | — | — | 降低 | — |

注：WHO：World Health Organization，世界卫生组织。

"—"表示无相关分类数据。

# 7. 血脂筛查

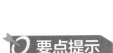 要点提示

    1. 血脂检测是发现血脂异常、评估 ASCVD 风险和确定干预策略的基础。

    2. 血脂筛查是提高血脂异常早期检出率和知晓率的有效方式。

    3. 血脂检测的频率应依据年龄、ASCVD 风险及治疗措施监测的需要而定。

    血脂异常的检出主要依靠常规医疗服务和健康体检。早期检出血脂异常并监测血脂水平变化是评估 ASCVD 风险并有效实施 ASCVD 防治措施的重要基础。虽然我国绝大部分医疗机构均具备血脂常规检测的条件，但成人血脂异常的检出率和知晓率均较低。提高血脂异常检出率和知晓率的主要策略是：①提高大众对血脂定期检测重要性的认识；②增加常规医疗服务中为就诊者提供血脂检测的机会；③鼓励健康体检服务将血脂检测作为常规检查项目；④将儿童和青少年血脂检测列入小学、初中和高中入学体检的常规项目。

    血脂筛查的频率和检测指标建议如下：

    （1）<40 岁成人每 2～5 年进行 1 次血脂检测（包括 TC、LDL-C、HDL-C 和 TG），≥40岁成人每年至少应进行 1 次检测[83]。

    （2）ASCVD 高危人群（参见图 1 中国成人 ASCVD 总体发病风险评估流程图）应根据个体化防治的需求进行血脂检测。

    （3）在上述人群接受的血脂检测中，应至少包括 1 次 Lp（a）检测[12,45]。

    （4）血脂检测应列入小学、初中和高中体检的常规项目。

    （5）FH 先证者的一级和二级亲属均应进行血脂筛查，增加 FH 的早期检出率。

    血脂筛查的重点对象为：①有 ASCVD 病史者；②存在多项 ASCVD 危险因素（如高血压、糖尿病、肥胖、吸烟）者；③有早发 ASCVD 家族史者（指男性一级直系亲属在 55 岁前或女性一级直系亲属在 65 岁前患 ASCVD），或有家族性高脂血症患者；④皮肤或肌腱黄色瘤及跟腱增厚者。

# 8. 血脂异常治疗原则

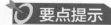 要点提示

1. LDL-C 是防治 ASCVD 的首要干预靶点，非 HDL-C 为次要干预靶点。
2. 根据个体的 ASCVD 风险确定相应的 LDL-C 及非 HDL-C 目标值。
3. 健康生活方式是降低 LDL-C 及非 HDL-C 的基础。
4. 降 LDL-C 治疗以中等剂量他汀类药物为初始治疗。
5. 他汀类药物治疗后 LDL-C 未达标时应考虑联合胆固醇吸收抑制剂和/或 PCSK9 抑制剂。
6. 他汀类药物治疗后 TG 仍升高的高危 ASCVD 患者可联合高纯度二十碳五烯酸（eicosapentaenoic acid，EPA）或高纯度 ω-3 脂肪酸或贝特类药物以降低 ASCVD 风险。

## 8.1 血脂干预靶点及管理

临床上，需要综合血脂基础、流行病学、遗传学和临床干预等研究证据，提出血脂管理的首要干预靶点、次要干预靶点及管理建议（表6）。

表6 血脂干预靶点及管理建议

| 推荐建议 | 推荐类别 | 证据等级 |
|---|---|---|
| LDL-C 作为 ASCVD 风险干预的首要靶点[49-50,84] | I | A |
| 非 HDL-C 作为糖尿病、代谢综合征、高 TG 血症、极低 LDL-C 患者 ASCVD 风险干预的靶点[85-86] | I | B |
| Apo B 作为糖尿病、代谢综合征、高 TG 血症、极低 LDL-C 患者 ASCVD 风险干预的次要靶点[85-86] | IIa | C |
| 高 TG 作为 LDL-C 达标后 ASCVD 高危患者的管理指标[11,87-88] | IIa | B |
| 高 Lp（a）作为 ASCVD 高危患者的管理指标[69,89] | IIa | C |
| 不推荐 HDL-C 作为干预靶点 | III | A |

### 8.1.1　LDL-C：首要降脂靶点

评估 ASCVD 风险的常规血脂指标包括 TC、LDL-C、HDL-C 和 TG。在绝大多数降脂干预研究中，均采用 LDL-C 作为观察降脂效果与 ASCVD 风险下降关系的指标。荟萃分析显示，LDL-C 每降低 1mmol/L，ASCVD 事件风险降低 20%～23%[49-50,84]。因此，绝大多数国家或地区的血脂管理指南均推荐 LDL-C 作为降脂治疗的首要目标。

### 8.1.2　非 HDL-C：次要降脂靶点

所有含 Apo B 的脂蛋白颗粒都具有潜在致动脉粥样硬化作用。在 TRL 比例增加的情况下，如高 TG 血症、糖尿病、代谢综合征、肥胖、极低 LDL-C 等，LDL-C 作为首要靶点存在一定的局限性，而非 HDL-C 代表全部致动脉粥样硬化脂蛋白颗粒中的胆固醇。有研究证实，无论是否接受他汀类药物治疗，非 HDL-C 较 LDL-C 能更好地预测 ASCVD 风险[85-86]。虽然他汀类药物研究中关注的降脂目标是 LDL-C，他汀类药物可轻度降低 TG 和升高 HDL-C，在他汀类药物研究的荟萃分析中发现，ASCVD 风险降低幅度与非 HDL-C 降低幅度的相关性较与 LDL-C 降低的相关性更好。此外，非 HDL-C 计算简单，且结果稳定，受 TG 波动和进餐影响较小。非 HDL-C 适合作为 TG 轻度或中度升高、糖尿病、代谢综合征、肥胖和极低 LDL-C 等特殊人群的降脂目标。

### 8.1.3　其他干预及管理指标

（1）Apo B：无论颗粒大小，所有致动脉粥样硬化脂蛋白颗粒均含 1 分子 Apo B。因此，理论上而言，Apo B 检测能更准确反映致动脉粥样硬化脂蛋白颗粒的数量。也有研究提示，Apo B 较 LDL-C 或非 HDL-C 可更好预测 ASCVD 风险[85-86]。但目前 Apo B 测量尚未推广，检测成本相对较高，且相关临床干预研究的证据缺乏，主要作为糖尿病、代谢综合征、高 TG 血症、极低 LDL-C 患者 ASCVD 风险干预的次要靶点。

（2）TG：TG 是 ASCVD 的危险因素，危险分层时也作为 ASCVD 风险增强因素。LDL-C 达标而 TG 仍高的患者，为进一步降低 ASCVD 风险，应同时进行降 TG 治疗。此外，严重高 TG 患者，降低 TG 可降低胰腺炎发生风险。

（3）Lp（a）：大量流行病学和遗传学研究显示，Lp（a）与 ASCVD 及主动脉瓣钙化密切相关[69,89]。目前 Lp（a）主要作为 ASCVD 风险增强因素，降低 Lp（a）的心血管结局大型临床研究正在进行中。

（4）HDL-C：低 HDL-C 是 ASCVD 的独立危险因素，但通过药物治疗升高 HDL-C 并未降低 ASCVD 风险，因此目前认为 HDL-C 不是血脂干预靶点。

## 8.2  血脂干预靶点目标值

基于大规模临床研究结果，为有效降低 ASCVD 风险，提出了不同风险等级个体 LDL-C 和非 HDL-C 的目标值（表 7）。

表 7  降脂靶点的目标值

| 风险等级 | LDL-C 推荐目标值 | 推荐类别 | 证据等级 |
| --- | --- | --- | --- |
| 低危 | <3.4mmol/L[90] | IIa | B |
| 中、高危① | <2.6mmol/L[50,91-93] | I | A |
| 极高危 | <1.8mmol/L 且较基线降低幅度>50%[10,93-97] | I | A |
| 超高危 | <1.4mmol/L 且较基线降低幅度>50%[10,93-97] | I | A |

注：①合并糖尿病的 ASCVD 高危患者血脂目标参见特定人群中糖尿病部分相关内容。

非 HDL-C 目标水平（mmol/L）= LDL-C（mmol/L）+0.8mmol/L。

设定 ASCVD 防治血脂目标值的依据，主要来源于大规模 RCT 和荟萃分析研究结果，也参考了孟德尔随机化研究和观察性研究的数据。尽管这些研究没有系统探索 LDL-C 的具体目标值，但这些研究的荟萃分析结果一致显示 LDL-C 降幅越大、持续时间越长，ASCVD 风险下降越多。

多项他汀类药物一级预防临床研究显示，无论中危还是高危患者，与安慰剂相比，中等强度他汀类药物将 LDL-C 降至 2.6mmol/L 以下可显著降低 ASCVD 风险或全因死亡风险[50,91,93]。极高危患者的二级预防临床研究结果显示，LDL-C 降至 1.8mmol/L 以下，能进一步显著降低 ASCVD 风险[93]。二级预防研究的荟萃分析显示，大剂量他汀类药物治疗后 LDL-C 达到 1.8mmol/L 以下的患者，LDL-C 下降>50% 可进一步降低 ASCVD 风险，提示 LDL-C 下降>50% 可作为强化降脂的目标[94-95]。他汀类药物联合依折麦布或 PCSK9 单抗的研究显示，LDL-C 降至 1.4mmol/L 以下可进一步降低 ASCVD 风险，且基线风险越高，绝对 ASCVD 风险下降越多[10,96-97]。RCT 事后分析显示，即使 LDL-C 低于 1mmol/L，ASCVD 风险的降低仍与 LDL-C 水平呈线性负相关[10]。

确定 LDL-C 治疗目标时，应考虑降脂的成本效益。一是治疗后 LDL-C 的绝对下降值，二是治疗对象的基线风险。根据患者不同的基线 ASCVD 风险制定不同的 LDL-C 目标，即基线风险越高，LDL-C 目标值则应越低。

## 8.3 降脂达标的策略

降脂治疗的策略包括生活方式干预和药物治疗（表8）。

表8 降脂达标策略推荐

| 推荐建议 | 推荐类别 | 证据等级 |
|---|---|---|
| 1. 生活方式干预是降脂治疗的基础 | I | B |
| 2. 中等强度他汀类药物作为降脂达标的起始治疗[92,98-107] | I | A |
| 3. 中等强度他汀类药物治疗LDL-C未达标者，联合胆固醇吸收抑制剂治疗[96,108] | I | A |
| 4. 中等强度他汀类药物联合胆固醇吸收抑制剂治疗LDL-C仍未达标者，联合PCSK9单抗治疗[10,97] | I | A |
| 5. 基线LDL-C水平较高①且预计他汀类药物联合胆固醇吸收抑制剂难以达标的超高危患者可直接启动他汀类药物联合PCSK9单抗治疗[10,97] | IIa | A |
| 6. 不能耐受他汀类药物的患者应考虑使用胆固醇吸收抑制剂或PCSK9单抗治疗[109-111] | IIa | C |

注：①服用他汀类药物者LDL-C≥2.6mmol/L，未服用他汀类药物者LDL-C≥4.9mmol/L。

降脂治疗中首先推荐健康生活方式，包括合理膳食、适度增加身体活动、控制体重、戒烟和限制饮酒等，其中合理膳食对血脂影响较大（表9）。关于ASCVD预防的膳食推荐，较为一致的认识是要限制饱和脂肪酸及反式脂肪酸的摄入，增加果蔬、全谷物和薯类、膳食纤维及鱼类的摄入（表10）。

表9 生活方式对血脂影响

| 生活方式对血脂影响 | 推荐类别 | 证据等级 |
|---|---|---|
| 降低TC和LDL-C | | |
| 　控制体重 | I | A |
| 　增加身体活动 | IIa | B |
| 降低TG | | |
| 　减少饮酒 | I | A |
| 　增加身体活动 | I | A |
| 　控制体重 | I | A |
| 升高HDL-C | | |
| 　增加身体活动 | I | A |
| 　控制体重 | I | A |
| 　戒烟 | IIa | B |

表 10　降脂膳食治疗推荐

| 推荐建议 | 推荐类别 | 证据等级 |
| --- | --- | --- |
| 1. 应限制油脂摄入总量，每日 20～25g；采用不饱和脂肪酸（植物油）替代饱和脂肪酸（动物油、棕榈油等）[112-114] | Ⅱa | A |
| 2. 避免摄入反式脂肪（氢化植物油等）[112,114] | Ⅲ | A |
| 3. ASCVD 中危以上人群或合并高胆固醇血症患者应考虑降低食物胆固醇摄入[115-119] | Ⅱa | B |

国外指南推荐的健康膳食模式主要是 DASH（dietary approaches to stop hypertension）膳食（美国）和地中海膳食（欧洲），但中国居民的膳食习惯有其独特性。最近中国学者提出了中国心脏健康膳食模式，随机双盲平行对照饮食试验结果显示，与传统膳食比较，中国心脏健康膳食可显著降低血压[115]，为今后中国人群血脂管理膳食模式的制定提供了参考。虽然研究显示饮食中的胆固醇摄入显著影响血清胆固醇水平[115]，但膳食胆固醇与心血管事件之间的关系，由于受多种混杂因素影响，未能取得一致性结论。从血清胆固醇是 ASCVD 的致病性危险因素角度而论，任何原因引起的血清胆固醇水平升高均可增加 ASCVD 风险。因此，在推荐中国心脏健康膳食模式基础上，对 ASCVD 中高危人群和高胆固醇血症患者应特别强调减少膳食胆固醇的摄入，每天膳食胆固醇摄入量应在 300mg 以下[116-120]。

当生活方式干预不能达到降脂目标时，应考虑加用降脂药物。他汀类药物是降胆固醇治疗的基础，但其剂量增倍，LDL-C 降低效果只增加 6%，而且有潜在的副作用，如肝功能损害、肌病及新发糖尿病等。我国急性冠脉综合征强化降脂研究（China Intensive Lipid Lowering with Statins in Acute Coronary Syndrome，CHILLAS）提示，他汀类药物增加 1～2 倍剂量并未进一步减少心血管事件[107]。结合我国人群对大剂量他汀类药物的耐受性较欧美人群差，不建议使用高强度大剂量他汀类药物，推荐起始使用常规剂量或中等强度他汀类药物。

对他汀类药物不耐受者可使用天然降脂药血脂康作为起始降脂治疗。血脂康具有较好的安全性，在中国人群二级预防研究中显示临床获益[121-124]。当他汀类药物或血脂康不能使 LDL-C 达标时，可联合使用非他汀类降脂药物，如胆固醇吸收抑制剂[108]或 PCSK9 单抗[10,97]。近期亚洲人群研究显示，ASCVD 患者中，与使用高强度他汀类药物比较，中等强度他汀类药物联合依折麦布有更高的 LDL-C 达标率和更好的耐受性，且 ASCVD 事件有减少趋势[108]。提示中等强度他汀类药物联合非他汀类药物可替代高强度他汀类药物，疗效和安全性更好。对于超高危患者，当基线 LDL-C 较高（未使用他汀类药物患者，LDL-C≥4.9mmol/L；或服用他汀类药物患者，LDL-C≥2.6mmol/L），预计他汀类药物联合胆固醇吸收抑制剂不能使 LDL-C 达标时，可考虑直接采用他汀类药物联合 PCSK9 单抗治疗，以保证患者 LDL-C 早期快速达标。有研究显示，提早使用

PCSK9 单抗可更早和更显著降低 ASCVD 风险，且长时间使用（≥7 年）具有良好的安全性[125]。

## 8.4　其他血脂指标的干预

大量流行病学研究提示，TG 升高与 ASCVD 风险增加有关。此外，孟德尔随机化研究结果也支持 TG 与冠心病呈因果关联。近期一项孟德尔随机化研究发现[126]，当促进 TG 水解的 LPL 与参与 LDL 代谢的 LDLR 都出现基因变异，导致同样幅度 Apo B 变化时，其对 ASCVD 风险产生同样影响。这一结果提示，TRL 及其残粒与 ASCVD 风险的因果关联是由 Apo B 脂蛋白颗粒决定的。

TG 升高与不良生活方式及饮食密切相关，运动和控制饮食可减少肥胖及胰岛素抵抗，从而有效降低 TG。饮酒是 TG 升高的非常重要的因素，TG 升高的个体更需要严格限制酒精摄入。饮食成分中除限制脂肪酸的摄入外，要特别注意减少精制碳水化合物摄入，增加纤维含量丰富的低糖饮食如全谷类的粗粮摄入。

降低 TG 的药物主要包括烟酸类药物、贝特类药物及高纯度 ω-3 多不饱和脂肪酸（ω-3 脂肪酸）。这三类药物均可用于严重高 TG 血症患者，减少胰腺炎发生（表 11）[11,127]。但三类药物对 ASCVD 预防的临床试验结果并不一致。烟酸类药物的临床研究结果均为阴性，已不推荐作为预防 ASCVD 的降 TG 药物。贝特类药物干预研究的一级终点为中性结果，但单项研究或荟萃分层分析结果提示，对于基线 TG>2.3mmol/L 的人群，贝特类药物治疗组 ASCVD 风险下降接近统计学显著意义（$P=0.057$）[87,128]。高选择性过氧化物酶增殖物激活受体 α（peroxidase proliferator-activated receptor α，PPARα）激动剂培马贝特（Pemafibrate）显示出强效降低 TG 作用，其相关的临床终点研究（Pemafibrate to Reduce Cardiovascular Outcomes by Reducing Triglycerides in Patients with Diabetes，PROMINENT）纳入他汀类药物治疗后 LDL-C 达标且基线 TG 轻、中度升高（200~499mg/dL）和 HDL-C≤40mg/dL 的糖尿病患者，随机接受安慰剂和培马贝特治疗，结果未显示两组临床事件发生差异，这对贝特类药物降低 TG 是否降低 ASCVD 风险提出挑战[129]。

ω-3 脂肪酸指主要含二十碳五烯酸（EPA）和/或二十二碳六烯酸（docosahexaenoic acid，DHA）的鱼油制剂。二十碳五烯酸乙酯（icosapent ethyl，IPE）为乙酯化的 EPA。高纯度 ω-3 脂肪酸降低 TG 的临床终点研究结果存在较大差异。IPE 降低心血管事件干预试验（Reduction of Cardiovascular Events with Icosapent Ethyl-Intervention Trial，REDUCE-IT）和日本二十碳五烯酸脂质干预研究（Japan Eicosapentaenoic Acid Lipid Intervention Study，JELIS）显示，在他汀类药物基础上联合高纯度 IPE 或 EPA 可显著降低 ASCVD 风险[11,127]，而他汀类药物联合高纯度 ω-3 脂肪酸（EPA+DHA）的研究只在荟萃分析中显示出降低 ASCVD 风险趋势[130]。

表 11　高 TG 血症的管理

| 推荐建议 | 推荐类别 | 证据等级 |
|---|---|---|
| TG>5.6mmol/L 时，可采用贝特类药物、高纯度 ω-3 脂肪酸或烟酸类药物治疗，降低胰腺炎风险[131] | I | C |
| ASCVD 患者及高危人群接受中等剂量他汀类药物治疗后如 TG>2.3mmol/L，应考虑给予大剂量 IPE（2g，每日 2 次）[11,127] 以降低 ASCVD 风险 | IIa | B |
| ASCVD 患者及高危人群接受中等剂量他汀类药物治疗后如 TG>2.3mmol/L，可给予高纯度 ω-3 脂肪酸[11,125]，或非诺贝特、苯扎贝特进一步降低 ASCVD 风险[87,128] | IIb | C |

## 8.5　治疗过程的监测

　　降脂治疗过程中监测的目的：①观察是否达到降脂目标值；②了解药物的潜在不良反应。对采取饮食控制等非药物治疗者，最初的 3~6 个月应复查血脂水平，如血脂控制达到建议目标值，则继续非药物治疗，但仍须每 6 个月至 1 年复查 1 次，长期达标者可每年复查 1 次。首次服用降脂药物者，应在用药 4~6 周内复查血脂、肝酶和肌酸激酶（creatine kinase，CK）。如血脂参数能达到目标值，且无药物不良反应，逐步改为每 3~6 个月复查 1 次。如治疗 1~3 个月后血脂仍未达到目标值，须及时调整降脂药物剂量或种类，或联合应用不同作用机制的降脂药物。每当调整降脂药物种类或剂量时，都应在治疗 4~6 周内复查。治疗性生活方式改变和降脂药物治疗必须长期坚持，才能有更佳的临床获益。

# *9.* 降脂药物治疗

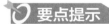

## 要点提示

1. 他汀类药物是血脂异常降脂药物治疗的基石。
2. 中等强度他汀类药物是中国人群降脂治疗的首选策略。
3. 降脂药物联合应用是血脂异常治疗策略的基本趋势。
4. 降脂治疗应定期随访观察疗效与不良反应并调整治疗方案，认真贯彻长期达标理念。

临床上可供选用的降脂药物有许多种类，降脂药通常既能降低胆固醇，又能改变其他血脂组分。根据其主要作用分为主要降低胆固醇的药物和主要降低 TG 的药物。其中部分降脂药既能显著降低胆固醇，又能明显降低 TG。临床实践中通常根据血脂异常类型、基线水平以及需要达到的目标值决定是否启动降脂药物的联合应用。

## 9.1　主要降胆固醇药物

该类药物的主要作用机制是抑制肝细胞内胆固醇的合成和/或增加肝细胞 LDLR，或减少肠道内胆固醇吸收，或加速 LDL 分解代谢，包括他汀类药物、胆固醇吸收抑制剂、PCSK9 抑制剂、普罗布考、胆酸螯合剂及其他降脂药（脂必泰、多廿烷醇）等。

### 9.1.1　他汀类药物

他汀类药物亦称 3-羟基 3-甲基戊二酰辅酶 A 还原酶抑制剂，能够抑制胆固醇合成限速酶，即 3-羟基 3-甲基戊二酰辅酶 A 还原酶，减少胆固醇合成，同时上调细胞表面 LDLR，加速血清 LDL 分解代谢。因此，他汀类药物能显著降低血清 TC、LDL-C 和 Apo B 水平，也能轻度降低血清 TG 水平和升高 HDL-C 水平。

他汀类药物问世在人类 ASCVD 防治史上具有里程碑式的意义。大量循证证据均证实他汀类药物可显著降低 ASCVD 患者的心血管事件发生风险[93,104,132-141]，而且在 ASCVD 高危人群的一级预防中也具有降低心血管事件发生风险的作用[98-100]。最新荟萃分析发现，经过他汀类药物治疗，全因死亡风险降低 9%，心肌梗死风险降低 29%，脑卒中风险降低 14%[142]。此外最新研究发现，针对 ASCVD 患者应用中等剂量他汀类药物（瑞舒伐他汀

10mg/d）联合依折麦布在降低心血管事件方面不劣于高剂量他汀组（瑞舒伐他汀 20mg/d），且不良反应发生率低于高剂量他汀组[108]，提示联合治疗的优势。

他汀类药物适用于高胆固醇血症、混合型高脂血症和 ASCVD 的防治。目前国内临床上有洛伐他汀、辛伐他汀、普伐他汀、氟伐他汀、阿托伐他汀、瑞舒伐他汀和匹伐他汀。不同种类与剂量的他汀类药物降胆固醇幅度有一定差别，但任何一种他汀类药物剂量倍增时，LDL-C 水平进一步降低幅度仅约 6%，即所谓"他汀类药物疗效 6% 效应"。他汀类药物尚可使 TG 水平降低 7%~30%，HDL-C 水平升高 5%~15%。

他汀类药物治疗的临床益处主要来自 LDL-C 水平的降低。需要首先进行个体 ASCVD 总体风险的评估并确定治疗目标，鼓励患者参与 ASCVD 风险管理决策，为患者选择预计可使 LDL-C 达标的他汀类药物治疗方案。如在应用中等强度他汀类药物基础上仍不达标，则考虑联合治疗（联合胆固醇吸收抑制剂和/或 PCSK9 抑制剂）。同时需要强调，在决定他汀类药物种类和剂量时还应综合考虑患者的临床状况、合并用药、药物耐受性及药物成本等因素。

他汀类药物可在任何时间段每天服用 1 次，但晚上服用时 LDL-C 降幅可稍有增高。应用他汀类药物取得预期疗效后应继续长期应用，如能耐受应避免停用，其目的是减少患者 LDL-C 的终身暴露量。有研究提示，停用他汀类药物可增加心血管事件[143]。如应用他汀类药物后发生肝酶增高等不良反应，可换用另外一种代谢途径的他汀类药物、减少剂量、隔日服用[144]或换用非他汀类或小剂量他汀类与非他汀类药物联合应用等方法处理。

胆固醇治疗研究者协作组分析结果表明，在 ASCVD 危险分层不同的人群中，应用他汀类药物治疗后，LDL-C 每降低 1mmol/L，主要不良心血管事件（MACE）相对风险降低 20%~23%，全因死亡率降低 10%，而非心血管原因引起的死亡未见增加[93]。现有研究反复证明，他汀类药物降低 ASCVD 事件的临床获益大小与其降低 LDL-C 幅度呈线性正相关。不同种类与剂量的他汀类药物降低 LDL-C 的幅度见表 12。

### 表 12　他汀类药物降胆固醇强度

| 降胆固醇强度 | 药物及其剂量 |
| --- | --- |
| 高强度<br>（每日剂量可降低 LDL-C ≥50%） | 阿托伐他汀 40~80mg①<br>瑞舒伐他汀 20mg |
| 中等强度<br>（每日剂量可降低 LDL-C 25%~50%） | 阿托伐他汀 10~20mg<br>瑞舒伐他汀 5~10mg<br>氟伐他汀 80mg<br>洛伐他汀 40mg<br>匹伐他汀 1~4mg<br>普伐他汀 40mg<br>辛伐他汀 20~40mg<br>血脂康 1.2g |

注：①阿托伐他汀 80mg 国人使用经验不足，请谨慎使用。

血脂康虽被归入降脂中药，但其降脂机制与他汀类药物类似，是按照现代药品生产质量管理规范标准工艺，由特制红曲加入稻米生物发酵精制而成，主要成分为13种天然复合他汀，系无晶型结构的洛伐他汀及其同类物，并含有麦角甾醇以及多种微量元素和黄酮类等物质。常用剂量为0.6g，2次/d。中国冠心病二级预防研究（China Coronary Heart Disease Secondary Prevention Study，CCSPS）及其他临床研究[121-122,124-145]证实，血脂康能够降低LDL-C，并显著降低冠心病患者总死亡率、冠心病死亡率以及心血管事件发生率，不良反应少。

他汀类药物的不良反应是临床应用中常常受到关注的问题。目前报道的主要包括肝功能异常、他汀类药物相关肌肉并发症、新发糖尿病以及其他不良反应等。

肝酶异常主要表现为转氨酶升高，发生率为0.5%~3.0%，呈剂量依赖性[146]。服用他汀类药物期间出现肝酶异常，首先须查明并纠正引起肝酶异常的其他原因，如考虑确由他汀类药物引起，临床处理中须遵循个体化原则，如血清丙氨酸氨基转移酶和/或天冬氨酸氨基转移酶升高达正常值上限（upper limit of normal，ULN）3倍及以上同时合并总胆红素升高患者，应酌情减量或停药。对于转氨酶升高在3×ULN以内者，可在原剂量或减量的基础上进行观察，也可换用另外一种代谢途径的他汀类药物，部分患者经此处理转氨酶可恢复正常。失代偿性肝硬化及急性肝功能衰竭是他汀类药物应用禁忌证。

他汀类药物相关肌肉并发症包括肌痛、肌炎、肌病以及横纹肌溶解[147-148]，发生率为1%~5%（RCT结果）或5%~10%（观察性研究结果），横纹肌溶解罕见。当服用他汀类药物期间出现肌肉不适和/或无力，伴或不伴CK升高，均须首先查明并纠正导致上述情形的其他原因，如临床考虑确为他汀类药物相关肌肉症状，且连续检测CK呈进行性升高时，应减少他汀类药物剂量或停药，并定期监测症状及CK水平。当CK<4×ULN，如没有症状，可考虑继续他汀类药物治疗并密切监测；如伴有症状，则停用他汀类药物，监测症状和CK水平，待症状消失且CK恢复正常后可考虑重启他汀类药物，建议换用另外一种代谢途径的他汀类药物。当CK>4×ULN，建议停用他汀类药物，并密切监测症状及CK水平；如CK>10×ULN，则须警惕横纹肌溶解可能，须检测有无血红蛋白尿及肾功能损伤，立即停用他汀类药物并给予水化治疗，连续监测CK至正常水平。对于这类患者建议联合用药或换用非他汀类药物。

长期服用他汀类药物有增加新发糖尿病的风险，属他汀类效应。使用高强度他汀类药物时，新发糖尿病发生率高于常规剂量他汀类药物组[149]。有研究显示，匹伐他汀引起新发糖尿病的概率较低[150]。他汀类药物对ASCVD的总体益处远大于新发糖尿病风险，无论糖尿病高危人群还是糖尿病患者，有他汀类药物治疗适应证者都应坚持服用此类药物。

胆固醇治疗研究者协作组荟萃分析指出，纳入强化降低胆固醇预防脑卒中研究（Stroke Prevention by Aggressive Reduction in Cholesterol Levels，SPARCL）及瑞舒伐他汀对心力衰竭患者作用多国对照试验（Controlled Rosuvastatin Multinational Trial in Heart Failure，CORONA）进行荟萃分析，结果显示LDL-C每降低1mmol/L，出血性脑卒中风险增加21%[93]。其他荟萃分析提示，LDL-C下降均未显著增加出血性脑卒中风险[151-152]。他汀类药物对其他卒中亚型的总体益处大大超过风险[90,93]。

他汀类药物的其他不良反应还包括头痛、失眠、抑郁以及消化不良、腹泻、腹痛、恶心等消化道症状。另外，荟萃分析结果显示他汀类药物对肾功能无不良影响[153]。

在应用他汀类药物期间，须关注与其他药物间的相互作用。他汀类药物多通过肝脏主要代谢酶系-细胞色素（cytochrome，CY）P450 代谢（包括 CYP3A4、CYP2C8、CYP2C9、CYP2C19、CYP2C6）。当通过 CYP3A4 途径代谢的他汀类药物与抗排异药物（如环孢菌素 A 等）、抗真菌药物、大环内酯类药物、钙拮抗剂、其他药物（包括胺碘酮、吉非罗齐等）以及西柚汁[154]等联用时，可能增加肌病或肌溶解的风险，故应避免使用大剂量他汀类药物，并监测不良反应。

他汀类药物不耐受是指应用他汀类药物后出现与他汀类药物相关的临床不良反应和/或实验室检测指标异常，一般是指同时满足以下 4 个条件：①临床表现：主观症状和/或客观血液检查不正常；②不能耐受≥2 种他汀类药物，其中一种他汀类药物的使用剂量为最小剂量；③存在因果关系；④排除其他原因[155]。

## 9.1.2　胆固醇吸收抑制剂

胆固醇吸收抑制剂在肠道刷状缘水平通过与尼曼-匹克 C1 型类似蛋白 1 相互作用从而抑制饮食和胆汁胆固醇在肠道的吸收，而不影响脂溶性营养素的吸收，包括依折麦布和海博麦布。研究证实，依折麦布与他汀类药物联用时，相较于安慰剂，LDL-C 水平可进一步降低 18%～20%。进一步降低终点事件的依折麦布、辛伐他汀疗效国际试验（Improved Reduction of Outcomes：Vytorin Efficacy International Trial，IMPROVE-IT）表明，ACS 患者在辛伐他汀基础上加用依折麦布能够进一步降低心血管事件发生率[96]。心脏和肾脏保护的研究（Study of Heart and Renal Protection，SHARP）显示，依折麦布和辛伐他汀联合治疗可改善 CKD 患者的心血管预后[156]。依折麦布的推荐剂量为 10mg/d，可晨服或晚上服用，其安全性和耐受性良好。轻度肝功能不全或轻度至重度肾功能不全患者均无须调整剂量，危及生命的肝功能衰竭极为罕见[157]。不良反应轻微，且多为一过性，主要表现为头痛和消化道症状。与他汀类药物联用也可发生转氨酶增高和肌痛等不良反应，禁用于妊娠期和哺乳期患者。

另一种胆固醇吸收抑制剂海博麦布是近期上市的一类国产新药，其作用机制、用法和降脂疗效等与依折麦布相似[158-160]。

## 9.1.3　前蛋白转化酶枯草溶菌素 9 抑制剂

前蛋白转化酶枯草溶菌素 9（PCSK9）是肝脏合成的分泌型丝氨酸蛋白酶，可与 LDLR 结合并使其降解，从而减少 LDLR 对血清 LDL-C 的清除。通过抑制 PCSK9，可阻止 LDLR 降解，促进 LDL-C 的清除。已上市的 PCSK9 抑制剂主要有 PCSK9 单抗，PCSK9 小干扰 RNA 即 Inclisiran 在欧美及中国已批准上市。

PCSK9 单抗的作用机制为靶向作用于 PCSK9 蛋白[161]。PCSK9 抗体结合血浆 PCSK9，减少细胞表面的 LDLR 分解代谢，从而降低循环 LDL-C 水平[162]。目前获批上市的有 2 种全人源单抗，分别是依洛尤单抗（evolocumab）和阿利西尤单抗（alirocumab）。

研究证实，依洛尤单抗和阿利西尤单抗可显著降低平均 LDL-C 水平达 50%～70%。主要在中国等东亚国家完成的阿利西尤单抗治疗急性冠脉综合征心血管结局评估研究（Alirocumab Efficacy and Safety vs Ezetimibe in High Cardiovascular Risk Patients with Hypercholesterolemia and on Maximally Tolerated Statin in China, India, and Thailand, ODYSSEY EAST），对 615 例心血管高危伴有高脂血症患者随机给予阿利西尤单抗或依折麦布治疗 6 个月，其 LDL-C 分别降低 56% 和 20.3%（P<0.000 1）[163]。ODYSSEY EAST 中国亚组分析显示，第 24 周阿利西尤单抗组达到 LDL-C<1.81mmol/L（85.3% 比 42.2%）和<1.42mmol/L（70.5% 比 17.0%）的患者比例显著高于依折麦布组（P<0.001）[164]。在中国完成的研究发现，接受阿托伐他汀背景治疗的 2 型糖尿病合并高脂血症或混合型血脂异常患者中，依洛尤单抗可显著降低 LDL-C 和其他致动脉粥样硬化脂质成分，耐受性良好，对血糖指标无显著影响[165]。依洛尤单抗和阿利西尤单抗对绝大多数患者包括 HeFH 以及具有残留 LDLR 功能的 HoFH 患者均有效，受体缺陷型 HoFH 者对治疗反应不佳[166]。依洛尤单抗还可降低 TG 水平 26%，升高 HDL-C 水平 9%，阿利西尤单抗也有类似效果[167-168]。依洛尤单抗和阿利西尤单抗均可降低 Lp（a）水平 30% 左右[169-170]。对风险升高的受试者进行 PCSK9 单抗进一步心血管结果研究（Further Cardiovascular Outcomes Research with PCSK9 Inhibition in Subjects with Elevated Risk, FOURIER）及阿利西尤单抗治疗期间急性冠脉综合征后心血管结果的评估（Evaluation of Cardiovascular Outcomes After an Acute Coronary Syndrome During Treatment with Alirocumab, ODYSSEY Outcomes）试验，两项结果提示，PCSK9 单抗与安慰剂相比，MACE 复合终点的相对风险均下降 15%[97,171]。

依洛尤单抗 140mg 或阿利西尤单抗 75mg，每两周 1 次皮下注射，安全性和耐受性好，最常见的副作用包括注射部位发痒和流感样症状[172]。PCSK9 单抗对心血管高危人群认知健康影响的评估（Evaluating PCSK9 Binding Antibody Influence on Cognitive Health in High Cardiovascular Risk Subjects, EBBINGHAUS）试验[173]未发现 PCSK9 单抗对神经认知功能的影响。

应用 PCSK9 单抗后常常可将患者的 LDL-C 降至较低水平，PCSK9 单抗的应用时长是临床关注的问题。最新 FOURIER 开放标签扩展研究（FOURIER-Open Label Extension, FOURIER-OLE）提示，ASCVD 患者应用依洛尤单抗最长达 8.4 年（中位数 5 年），LDL-C 的中位数为 0.78mmol/L，其严重不良事件、肌肉相关事件、新发糖尿病、出血性脑卒中和神经认知事件等不良反应发生率与安慰剂组相似[125]。

Inclisiran 是 PCSK9 小干扰 RNA，研究表明其引起的 LDL-C 降幅与 PCSK9 单抗相当而作用更持久，注射一剂疗效可维持半年[174]，属超长效 PCSK9 抑制剂。增加患者治疗的依从性为其主要优势。在欧美及中国已被批准用于原发性高胆固醇血症患者。目前 Inclisiran 大规模国际多中心 RCT 以心血管结局为主要终点的Ⅲ期临床试验 ORION-4 正在进行中。

### 9.1.4 普罗布考

普罗布考通过掺入 LDL 颗粒核心中，影响脂蛋白代谢，使 LDL 易通过非受体途径被清除。常用剂量为 0.5g/次，2 次/d。主要适用于 FH 患者，尤其是 HoFH 及黄色瘤患者，有减轻皮肤黄色瘤的作用[175]。常见不良反应为胃肠道反应，也可引起头晕、头痛、失眠、皮疹等，极为少见的严重不良反应为 QT 间期延长。室性心律失常、QT 间期延长、血钾过低者禁用。目前主要联合其他降脂药物用于治疗 FH 患者，以减轻皮肤黄色瘤发生及严重程度。

### 9.1.5 胆酸螯合剂

胆酸螯合剂为碱性阴离子交换树脂，可阻断肠道内胆汁酸中胆固醇的重吸收[176]。临床用法：考来烯胺 5g/次，3 次/d；考来替泊 5g/次，3 次/d；考来维仑 1.875g/次，2 次/d。与他汀类药物联用，可明显提高降脂疗效。常见不良反应有胃肠道不适、便秘、影响某些药物的吸收。该类药物的绝对禁忌证为异常 β 脂蛋白血症和血清 TG>4.5mmol/L。

### 9.1.6 其他降脂药

脂必泰是一种红曲与其他中药（山楂、泽泻、白术）的复合制剂。常用剂量为 0.24~0.48g/次，2 次/d，具有降低胆固醇的作用[177-178]。该药的不良反应少见。

多廿烷醇是从甘蔗蜡中提纯的一种含有 8 种高级脂肪伯醇的混合物，常用剂量为 10~20mg/d，降脂作用起效较弱且慢，不良反应少见[179-180]。

## 9.2 主要降甘油三酯药物

### 9.2.1 贝特类药物

贝特类药物通过激活 PPARα 和激活 LPL 而降低血清 TG 水平和升高 HDL-C 水平[87-88,128,181-182]。常用的贝特类药物（含缓释剂型）有：非诺贝特片 0.1g/次，3 次/d；微粒化非诺贝特 0.2g/次，1 次/d；苯扎贝特 0.2g/次，3 次/d；苯扎贝特缓释片 0.4g/次，1 次/d；吉非贝齐 0.6g/次，2 次/d。常见不良反应与他汀类药物相似，包括肝脏、肌肉和肾毒性等，血清 CK 和丙氨酸氨基转移酶水平升高的发生率均<1%。临床试验结果及荟萃分析提示，贝特类药物可显著降低 TG 和升高 HDL-C，但 CVD 获益尚不肯定，仅有亚组特殊人群分析如 TG 升高合并低 HDL-C 血症患者提示其可改善 CVD 预后[87-88,128]。

培马贝特（Pemafibrate）是一种新型 PPARα 激动剂，该药通过选择性结合 PPARα 受体调控 PPARα 的表达，从而降低血清 TG 水平[183]，用于治疗成人高 TG 血症。推荐剂量为 0.1~0.2mg/次，2 次/d。培马贝特的大规模国际多中心 RCT 以心血管结局为主要终点的Ⅲ期临床试验 PROMINENT 研究因未获得预期结果提前终止，推测可能与其同时升高 LDL-C（12.3%）和 Apo B（4.8%）有关[129]。

### 9.2.2 高纯度 ω-3 脂肪酸

ω-3 脂肪酸通过减少 TG 合成与分泌及 TG 掺入 VLDL、增强 TG 从 VLDL 颗粒中清除来降低血清 TG 浓度[184]。研究显示，ω-3 脂肪酸（4g/d）可使 TG 为 2.3~5.6mmol/L 和 ≥5.6mmol/L 患者的 TG 水平分别降低 20%~30% 和≥30%[185]，且不同成分的 ω-3 脂肪酸产品降低 TG 的疗效相似[186]，临床主要用于治疗高 TG 血症[187,188]。ω-3 脂肪酸羧酸制剂

（含 DHA 和 EPA），ω-3 脂肪酸乙酯化制剂（含 DHA 和 EPA，及只含 EPA 的 IPE），均被美国食品药品监督管理局（Food and Drug Administration，FDA）批准用于严重高 TG 血症（≥5.6mmol/L）成人患者。

IPE 降低心血管事件干预试验（REDUCE-IT）研究结果显示，IPE 4g/d 可在他汀类药物基础上进一步降低 MACE 相对风险达 25%[11]。美国 FDA 已批准 IPE 用于降低 ASCVD 风险的适应证，目前申请在我国上市。一项荟萃分析提示，包含 EPA 以及 DHA 的 ω-3 脂肪酸也可降低心血管事件，但获益程度不如 IPE[189]。最新他汀类药物联合 EPA 二级预防疗效评价随机试验（Randomized Trial for Evaluation in Secondary Prevention Efficacy of Combination Therapy-Statin and EPA，RESPECT-EPA）提示，对于慢性稳定型冠心病患者，他汀类药物联合高度纯化 EPA（1.8g/d）降低主要终点 MACE 的作用差异接近具有统计学意义（$P=0.055$），但对次要终点冠状动脉事件复合风险的降低作用差异具有统计学意义（$P=0.031$），提示 EPA 具有一定的冠状动脉血管保护作用[190]。

### 9.2.3 烟酸类药物

大剂量烟酸类药物具有降低 TC、LDL-C 和 TG 以及升高 HDL-C 的作用。降脂作用与抑制脂肪组织中激素敏感酶活性、减少游离脂肪酸进入肝脏和降低 VLDL 分泌有关。最常见的不良反应是颜面潮红，其他有皮肤瘙痒、皮疹、肝脏损害、高尿酸血症、高血糖、棘皮症和消化道不适等，慢性活动性肝病、活动性消化性溃疡和严重痛风者禁用。两项关于烟酸类药物的大型 RCT[191-192]（一项应用缓释烟酸类药物，另一项应用烟酸类药物加拉罗皮兰）均未显示 CVD 获益，且不良反应增加。

## 9.3 新型降脂药物

作用于新靶点的降脂药物不断问世，其中微粒体 TG 转移蛋白抑制剂 Lomitapide 和 ApoB100 合成抑制剂 Mipomersen 早在 2012 年和 2013 年即被美国 FDA 批准用于治疗 HoFH[193-194]，但 Lomitapide 至今尚未进入我国市场，而 Mipomersen 已于 2019 年撤市。近年来又有多种新型降脂药物在国外先后获批或拟获批于临床使用，均未在我国上市（表 13）。

表 13 新型降脂药物

| 新药名称 | 降脂靶点 | 主要降脂机制 | 适应证（或拟批） |
| --- | --- | --- | --- |
| Bempedoic acid | ATP 柠檬酸裂解酶 | 抑制胆固醇合成 | HeFH，ASCVD |
| Evinacumab | 血管生成素样蛋白 3 | 促进 VLDL 和 LDL 代谢 | ≥12 岁 HoFH |
| Volanesorsen | Apo C3 | 促进 CM 与 VLDL 代谢 | ≥18 岁 FCS |
| Pelacarsen | Apo（a） | 减少 Lp（a）生成 | 伴 Lp（a）升高的 ASCVD |

注：Apo：载脂蛋白；ATP：三磷酸腺苷；VLDL：极低密度脂蛋白；LDL：低密度脂蛋白；CM：乳糜微粒；Lp（a）:脂蛋白（a）；HoFH：纯合子型家族性高胆固醇血症；HeFH：杂合子型家族性高胆固醇血症；ASCVD：动脉粥样硬化性心血管疾病；FCS：家族性乳糜微粒综合征。

### 9.3.1 三磷酸腺苷柠檬酸裂解酶抑制剂

三磷酸腺苷柠檬酸裂解酶抑制剂贝培多酸（Bempedoic acid）也属于胆固醇合成抑制剂。临床试验数据显示，贝培多酸口服单用时 LDL-C 降幅约 30%，联合使用他汀类药物，LDL-C 进一步降幅为 17%~22%；联合使用依折麦布，LDL-C 进一步降幅为 28.5%、总降幅为 48%，总体安全性、耐受性好[195-196]。贝培多酸单药及贝培多酸/依折麦布的固定复方片剂（180/10mg）已在国外上市，用于治疗 LDL-C 不达标的 HeFH 或 ASCVD 患者。心血管结局研究 CLEAR Outcomes 证实，贝培多酸可使他汀类药物不耐受的 ASCVD 或 ASCVD 高危患者 MACE 风险降低 13%[197]。

### 9.3.2 血管生成素样蛋白 3 抑制剂

血管生成素样蛋白 3 是通过抑制 LPL 活性而调控 VLDL 代谢的关键蛋白。血管生成素样蛋白 3 全人源单抗 Evinacumab 的 II 期、III 期临床试验纳入 HoFH 患者，结果显示，在现有的降脂治疗基础上，Evinacumab 可进一步降低 HoFH 患者 LDL-C 近 50%[198]。美国批准其用于 12 岁以上儿童或成人 HoFH，推荐剂量为 15mg/kg 静脉输注，每 4 周 1 次。

### 9.3.3 载脂蛋白 C3 抑制剂

载脂蛋白 C3（Apo C3）是通过抑制 LPL 和肝脂酶活性而调控 CM 与 VLDL 代谢的关键 Apo。Apo C3 第 2 代反义寡核苷酸 Volanesorsen 的 III 期临床试验数据显示，其降 TG 幅度可达 77%，但因血小板计数减少者（<10 万/mL）比例高达 48.5%，未获美国 FDA 批准，获欧洲药品管理局批准上市，但仅限用于治疗饮食和其他降脂药物疗效不佳的成人家族性乳糜微粒综合征患者[199]。

### 9.3.4 降低脂蛋白（a）新药

降低脂蛋白（a）新药包括 Apo（a）反义寡核苷酸（Pelacarsen）和 Apo（a）小干扰 RNA（SLN360），二者 I 期临床试验均显示了显著降低 Lp（a）的作用，最大降幅可达 98%[200]。Pelacarsen 的 II 期临床试验纳入 Lp（a）≥60mg/dL 的 ASCVD 患者 286 例，证实了其明确的降 Lp（a）疗效和良好的安全性[201]。目前，观察其对 ASCVD 事件影响的临床研究 HORIZON 正在进行中。

## 9.4 降脂药物的联合应用

降脂药物联合应用是血脂异常干预策略的基本趋势，主要目的是提高血脂达标率，进一步降低 ASCVD 风险，减少降脂药物的不良反应发生率。目前可选择的主要联合应用方案如下（表 14）。

表 14　降脂药物的联合应用

| 联合策略① | 适用情况 | 血脂降幅或 MACE | 安全性关注点 |
| --- | --- | --- | --- |
| 他汀类药物+胆固醇吸收抑制剂 | 单药 LDL-C 不达标 | LDL-C 降低 50%~60% | 常规监测 |
| 他汀类药物+PCSK9 单抗 | 单药 LDL-C 不达标 | LDL-C 降低约 75% | 常规监测 |
| 他汀类药物+胆固醇吸收抑制剂+PCSK9 单抗 | 双联 LDL-C 不达标 | LDL-C 降低约 85% | 常规监测 |
| 他汀类药物+高纯度 IPE 4g/d | LDL-C 达标、TG 2.3~5.7mmol/L | MACE 风险降低 25% | 心房颤动、出血 |
| 他汀类药物+非诺贝特或ω-3 脂肪酸② | LDL-C 达标、TG 2.3~5.7mmol/L | MACE 风险降低 | 肾功能、心房颤动、出血 |
| 贝特类药物+ω-3 脂肪酸 | 单药 TG≥5.7mmol/L | TG 降低 60.8%~71.3% | 常规监测 |
| 贝特类药物+烟酸类药物 | 单药 TG≥5.7mmol/L | 缺乏数据 | 常规监测 |
| ω-3 脂肪酸+烟酸类药物 | 贝特类药物不耐受，且单药 TG≥5.7mmol/L | TG 降低>33% | 常规监测 |

注：①联合策略中的他汀类药物均指中等强度他汀类药物（具体种类和剂量见表 12）。

②ω-3 脂肪酸均指医用处方级，剂量 4g/d。

### 9.4.1　降低 ASCVD 风险的降脂药物联合应用

#### 9.4.1.1　他汀类药物与胆固醇吸收抑制剂联合应用

两类药物分别影响胆固醇的合成和吸收，可产生良好协同作用。RCT 荟萃分析显示，与他汀类药物单用比较，依折麦布与不同种类他汀类药物联用可使 LDL-C 进一步下降 15%~23%，依折麦布与中高强度他汀类药物联用 LDL-C 降幅可>50%，且不增加他汀类药物的不良反应[202-203]。IMPROVE-IT 和 SHARP 研究分别显示 ACS 和 CKD 患者采用他汀类药物与依折麦布联用可显著降低心血管事件[96,156]。海博麦布为我国研发的胆固醇吸收抑制剂，我国人群临床试验研究数据显示，海博麦布 10mg/d 单用，LDL-C 降幅约 15%（与安慰剂比较）[204]，20mg/d 联合他汀类药物较单用他汀类药物 LDL-C 进一步降低约 16%，安全性和耐受性良好[205]。

#### 9.4.1.2　他汀类药物与 PCSK9 抑制剂联合应用

PCSK9 抑制剂通过减少 LDLR 降解、增加 LDLR 数量而增加血浆 LDL 清除，在降脂机制上与他汀类药物、胆固醇吸收抑制剂互补协同。FOURIER 研究和 ODYSSEY Outcomes 研究结果显示，在他汀类药物（+/-依折麦布）基础上联用依洛尤单抗可进一步降低 LDL-C 达 59%、联用阿利西尤单抗可进一步降低 LDL-C 达 55%，均可显著降低 MACE 相对风险 15%[10,97]。该联合策略可实现 LDL-C 快速达标，总体安全性及耐受性良好，且 CVD 获益证据充分。

### 9.4.1.3　他汀类药物与高纯度 IPE 联合应用

REDUCE-IT 研究结果显示，对于已接受他汀类药物治疗、LDL-C 基本达标但 TG 轻中度升高的 ASCVD 患者，或合并至少 1 项 ASCVD 危险因素的糖尿病患者，联合高纯度 IPE 4g/d 可进一步显著降低 MACE 相对风险达 25%[11]。因此，该联合可用于他汀类药物治疗后 LDL-C<2.6mmol/L 但存在 TG 轻中度升高的患者以进一步降低 ASCVD 风险，联合方案总体上不增加各自的不良反应。然而，IPE 4g/d 存在一定程度的出血和新发心房颤动风险，也增加糖尿病和肥胖患者的能量摄入，选择该方案时应予以个体化权衡考虑。

### 9.4.1.4　其他联合应用

降脂中成药联合他汀类药物或依折麦布：我国单中心、多中心 RCT 及 RCT 荟萃分析显示，他汀类药物联合脂必泰的降 LDL-C 疗效与大剂量他汀类药物单用相当、安全性更优[206-208]；我国小规模临床试验证实，血脂康与依折麦布联用，具有显著的降 LDL-C 效果，安全性良好[209]。

他汀类药物联合贝特类药物或高纯度 ω-3 脂肪酸：他汀类药物联合贝特类药物或高纯度 ω-3 脂肪酸（含 EPA 和 DHA）的 CVD 获益存在争议。控制糖尿病心血管风险行动（Action to Control Cardiovascular Risk in Diabetes，ACCORD）亚组研究提示，糖尿病患者接受他汀类药物治疗后 LDL-C 基本达标但 TG>2.3mmol/L 且 HDL-C<0.9mmol/L 者，联合非诺贝特治疗可能进一步降低 CVD 风险（$P=0.057$）[128,210]；但最新公布的 PROMINENT 研究未能证实相似人群中他汀类药物联合培马贝特可进一步获益[129]。此外，我国人群联用他汀类药物与非诺贝特的安全性尚可，但更长期联用的安全性尚有待进一步验证[211-212]。吉非贝齐与他汀类药物联用发生肌病风险相对较高，建议尽量避免二者联用。

## 9.4.2　严重高甘油三酯血症的降脂药物联合应用

TG 严重升高（≥5.6mmol/L），生活方式及单一降脂药物不能良好控制 TG 水平时，可在贝特类药物、大剂量（2~4g/d）高纯度 ω-3 脂肪酸、烟酸类药物之间选择两种或以上联合用药[213-214]。联合高纯度 ω-3 脂肪酸和烟酸类药物基本不进一步增加贝特类药物单用所引发的肝肾安全性风险，常见不良反应有胃肠道反应、出血、心房颤动（与 ω-3 脂肪酸应用剂量正相关）以及颜面潮红（与烟酸类药物相关）等。

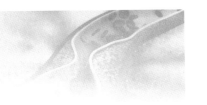

# 10. 降脂治疗的其他措施

🗣 要点提示

脂蛋白分离、肝移植、部分回肠旁路手术和门腔静脉分流术，可作为辅助治疗措施用于 FH 患者。脂蛋白血浆置换效果肯定。

## 10.1　脂蛋白分离

脂蛋白分离（lipoprotein apheresis，LA）是 FH 患者，尤其是 HoFH 患者重要的辅助治疗措施，可使 LDL-C 水平降低 55% ~ 70%[215-216]。英国和德国指南推荐 Lp（a）>150nmol/L 的进展性冠心病患者进行 LA[217-218]。长期治疗可使皮肤黄色瘤消退。最佳的治疗频率是每周 1 次，但多采用每 2 周一次。个体在妊娠期间仍可应用 LA。但因该治疗措施价格昂贵、耗时及存在感染风险而限制了其在临床的广泛应用，尤其是在中国。不良反应包括低血压、腹痛、恶心、低钙血症、缺铁性贫血和过敏性反应，但发生率低。

## 10.2　肝移植和外科手术

肝移植可使 LDL-C 水平明显改善，为避免 CVD 并发症发生，主张在心血管受累前进行。单纯肝移植或与心脏联合移植，虽然是一种成功的治疗策略，但因移植术后并发症多和死亡率高、供体缺乏、须终身服用免疫抑制剂等，临床极少应用。既往报道部分回肠旁路手术和门腔静脉分流术也可应用于极严重 HoFH 患者的治疗，现有指南或专家共识几乎无推荐[219]。

# 11. 特定人群的血脂管理

🔔 **要点提示**

　　特定人群是指具有某些共存疾病（如高血压、糖尿病、CKD、脑卒中）、特殊生理状态（妊娠）、儿童、高龄老年人及特殊血脂代谢异常（家族性高胆固醇血症）患者。其血脂代谢状态及对药物治疗的反应具有一定的特殊性，所以需要采取更为个体化的血脂管理策略。

## 11.1　高血压

　　高血压是动脉粥样硬化的重要危险因素，高血压患者动脉内皮细胞功能障碍及内膜增厚均可加速动脉粥样硬化的发生发展。专门针对高血压一级预防的降脂研究有三项。盎格鲁-斯堪的纳维亚心脏结果试验-降脂组（Anglo-Scandinavian Cardiac Outcomes Trial-Lipid Lowering Arm，ASCOT-LLA）纳入具有高冠心病风险的高血压患者，与安慰剂比较，阿托伐他汀使 ASCVD 终点事件降低 36%，治疗组的 LDL-C 平均水平降到 2.2mmol/L[101]。心脏结果预防评价-3（Heart Outcomes Prevention Evaluation，HOPE-3）研究纳入 ASCVD 中度风险的高血压患者，与安慰剂比较，瑞舒伐他汀使 ASCVD 终点事件降低 24%，治疗组 LDL-C 平均水平降到 2.4mmol/L[92,220]。高血压患者降脂治疗预防心脏病发作试验-降脂试验（Lipid-Lowering Trial Component of the Antihypertensive and Lipid-Lowering Treatment to Prevent Heart Attack Trial，ALLHAT-LLT）纳入中度高血压合并高胆固醇血症患者，与安慰剂比较，普伐他汀未能显著降低 ASCVD 风险，治疗组 LDL-C 降低幅度为 17%，平均水平为 3.1mmol/L[221]。多数单用他汀类药物或联合非他汀类降脂药物的二级预防研究人群中，均含有不同比例的高血压患者，且都能从强化降脂中显著获益。因此，在进行人群 ASCVD 风险评估时（图1），将有无高血压特别列出，强调对高血压患者血脂管理的重要性。应根据危险分层，确定高血压患者相应的 LDL-C 目标值，予以积极降胆固醇治疗[222]。

## 11.2 糖尿病

糖尿病是 ASCVD 的重要独立危险因素，有研究提示血脂异常对糖尿病患者 ASCVD 风险影响最大。糖尿病患者的血脂异常特点为 TG 升高，HDL-C 降低，LDL-C 正常或轻度升高。但其 LDL 颗粒具有小而密的特点，有更强的致动脉粥样硬化作用。糖尿病合并高 TG，提示 TRL 胆固醇比例升高，此时采用 LDL-C 作为降脂目标可能低估患者 ASCVD 风险，而非 HDL-C 包含 LDL-C 和 TRL 胆固醇，能更好地反映患者致动脉粥样硬化脂蛋白特征。所以，糖尿病患者推荐采用 LDL-C 和非 HDL-C 同时作为降脂目标。≥40 岁的糖尿病患者均为高危，1 型糖尿病病程≥20 年可作为高危。<40 岁的糖尿病患者，应结合 ASCVD 其他危险因素（高血压、吸烟、HDL-C）和/或靶器官损害确定 ASCVD 风险；如患者有≥3 个危险因素或合并靶器官损害，也应视为 ASCVD 高危。对于 ASCVD 风险为中危、低危的糖尿病患者，均应将 LDL-C 控制在 2.6mmol/L 以下（表 15）。

表 15　糖尿病患者血脂目标值推荐

| 推荐建议 | 推荐类别 | 证据等级 |
|---|---|---|
| 糖尿病合并 ASCVD 患者：LDL-C<1.4mmol/L[10,96-97] | I | A |
| ASCVD 风险为高危的糖尿病患者[①]：LDL-C<1.8mmol/L[223] | I | A |
| ASCVD 风险为低危、中危的糖尿病患者：LDL-C <2.6mmol/L[11] | IIa | C |
| 糖尿病患者以非 HDL-C 为次要目标，目标值为相应的 LDL-C 目标值 +0.8mmol/L | I | C |

注：①ASCVD 风险为高危的患者指年龄≥40 岁的糖尿病患者；20~39 岁糖尿病患者有≥3 个危险因素，或合并靶器官损害，或 1 型糖尿病患者病程≥20 年可作为 ASCVD 高危。主要危险因素：高血压、血脂异常、吸烟、肥胖、早发冠心病家族史。靶器官损害：蛋白尿、肾功能损害、左心室肥厚或视网膜病变（参照 ASCVD 危险分层相关内容）。

大量一级与二级降脂干预预防研究显示，他汀类药物显著降低糖尿病患者 ASCVD 风险。他汀类药物联合胆固醇吸收抑制剂或/和 PCSK9 单抗的研究显示，合并糖尿病的 ASCVD 患者可从强化降脂中获益更多。他汀类药物基础上联合贝特类药物的研究结果总体为中性，但合并 TG 升高和 HDL-C 降低的亚组能从非诺贝特治疗中获益。他汀类药物联合高纯度 ω-3 脂肪酸对糖尿病患者 ASCVD 风险的干预研究结果不一致，每日 4g IPE 可显著降低 ASCVD 风险[11]。因此，建议 ASCVD 高危的糖尿病患者选择他汀类药物作为基础降脂治疗，如果 LDL-C 不达标，需联合胆固醇吸收抑制剂或 PCSK9 单抗[10,96]。如果 LDL-C 达标后仍有 TG 增高或非 HDL-C 不达标，考虑联合高纯度 IPE、ω-3 脂肪酸或贝特类药物[11,87,128]。

## 11.3 慢性肾脏病

合并 CKD 的 CVD 患者死亡风险显著增高。CKD 3~4 期患者直接归类为 ASCVD 高危人群。CKD 患者的血脂特点为 TG 升高明显而 HDL-C 降低及 sdLDL 颗粒明显增加。CKD 因影响 Lp（a）代谢而使患者 Lp（a）水平明显升高。但他汀类药物治疗对 ASCVD 风险的降低受患者肾功能状态的影响，在轻中度肾功能不全患者中，他汀类药物治疗能显著降低其 ASCVD 风险[224-225]。但在重度肾功能不全患者中，两项针对接受透析治疗的重度 CKD 患者的他汀类药物干预研究未能显示效果（表 16）[226-227]。

CKD 患者是他汀类药物引起肌病的高危人群，尤其是在肾功能进行性减退或估算肾小球滤过率（eGFR）<30mL/（min·1.73m$^2$）时，且发病风险与他汀类药物剂量密切相关，故应避免大剂量应用。贝特类药物可升高肌酐水平，中重度 CKD 患者与他汀类药物联用时，可能增加肌病风险。

表 16    CKD 3~5 期患者降脂治疗

| 推荐建议 | 推荐类别 | 证据等级 |
|---|---|---|
| 对于非透析依赖的 CKD 3~5 期患者，建议使用他汀类药物或他汀类药物联合胆固醇吸收抑制剂降低 LDL-C[224-225] | I | A |
| 对于已接受他汀类药物或他汀类药物联合胆固醇吸收抑制剂的 ASCVD 合并 CKD3~5 期患者，开始接受透析治疗时可考虑继续使用这些药物[224-225] | IIa | C |
| 对于依赖透析的非 ASCVD 患者，不建议使用他汀类药物[226-227] | III | A |

## 11.4 脑卒中

在缺血性脑卒中二级预防中，他汀类药物每降低 1mmol/L 的 LDL-C，脑卒中复发风险降低 12%，同时降低心肌梗死和 CVD 死亡风险[228]。荟萃分析显示，他汀类药物每降低 1mmol/L 的 LDL-C，脑卒中的风险降低 21.1%[229]。IMPROVE-IT 研究分层分析显示，在合并脑卒中病史的 ACS 患者中，在他汀类药物基础上联合胆固醇吸收抑制剂与单用他汀类药物相比，显著降低缺血性脑卒中再发风险 48%，降低所有类型脑卒中再发风险 40%[230]。在 FOURIER 研究和 ODYSSEY Outcomes 研究中，与对照组比较，依洛尤单抗和阿利西尤单抗分别降低 ASCVD 患者脑卒中风险 25% 和 27%[10,97]。

关于降脂治疗与出血性脑卒中的关系尚存在分歧，在以缺血性脑卒中患者为对象的 SPARCL 研究中，80mg 阿托伐他汀治疗显著降低致死性或非致死性脑卒中发生风险 16%，但出血性脑卒中风险轻度增高。总体说来，降低 LDL-C 的获益远大于潜在出血性脑卒中的危害（表 17）[228-229]。

表 17　脑卒中患者的降脂治疗

| 推荐建议 | 推荐类别 | 证据等级 |
|---|---|---|
| 对于动脉粥样硬化性缺血性脑卒中或 TIA 合并明确 CAD 或 PAD 患者，建议 LDL-C<1.4mmol/L，非 HDL-C<2.2mmol/L[10,96-97] | I | A |
| 对于单纯动脉粥样硬化性缺血性脑卒中或 TIA 患者，建议 LDL-C<1.8mmol/L，非 HDL-C<2.6mmol/L[228-229] | I | A |
| 对于动脉粥样硬化性缺血性脑卒中或 TIA 患者，推荐他汀类药物作为首选治疗[228-229] | I | A |
| 对于动脉粥样硬化性缺血性脑卒中或 TIA 患者，他汀类药物治疗 LDL-C 不达标者可加用胆固醇吸收抑制剂[96] | IIa | B |
| 对于动脉粥样硬化性缺血性脑卒中或 TIA 患者，他汀类药物+胆固醇吸收抑制剂治疗 LDL-C 不达标者可加用 PCSK9 单抗[10,97] | IIa | B |

注：TIA，短暂性脑缺血发作；CAD，冠状动脉疾病；PAD，外周血管疾病。

## 11.5　75 岁及以上老年人

75 岁及以上老年人他汀类药物的证据较少，普伐他汀在高危老年人中的前瞻性研究（Prospective Study of Pravastatin in the Elderly at Risk，PROSPER）的对象为 70~82 岁老年患者，其中 50% 是 ASCVD 高危人群，50% 患 ASCVD。结果显示，普伐他汀 40mg/d 组较安慰剂组显著降低 MACE 事件发生率 15%，为老年患者他汀类药物一级预防提供了部分证据[231]。近期一项包含 28 项他汀类药物研究的荟萃分析显示，≥75 岁组与<75 岁组都能从他汀类药物治疗中获益，但在没有基础 ASCVD 的老年组（70~75 岁，≥75 岁）获益有下降趋势[232]。IMPROVE-IT 研究分层分析显示，75 岁及以上老年 ACS 患者，他汀类药物联合依折麦布组较单用他汀类药物组心血管事件发生风险下降 20%[233]。两项 PCSK9 单抗的二级预防研究中，入选患者的年龄范围分别为 40~80 岁[10] 和 ≥18 岁[97]，均包含了 ≥75 岁人群，且在 FOURIER 研究的分层分析显示，≥69 岁人群从 PCSK9 单抗降脂治疗中的获益与<69 岁人群一致[234]。综合以上证据，≥75 岁 ASCVD 患者可与<75 岁患者采取同样的降脂原则。

一项依折麦布在 ≥75 岁老年人的一级预防研究（Ezetimibe lipid-lowering trial on prevention of atherosclerotic cardiovascular disease in 75 or older，EWTOPIA 75）显示，≥75 岁的无冠心病患者服用依折麦布 10mg/d 可显著降低心脏猝死、心肌梗死、冠状动脉血运重建和脑卒中风险 34%。支持依折麦布作为老年人安全有效的 ASCVD 一级预防措施[235]。

特别注意，≥75 岁老年人常患有多种慢性疾病，需要服用多种药物，要注意药物间的相互作用和不良反应；高龄患者大多有不同程度的肝肾功能减退，降脂药物剂量的选择需要个体化，起始剂量不宜太大，应根据治疗效果调整降脂药物剂量并监测肝肾功能和 CK。对≥75 岁老年人的 ASCVD 一级预防，除考虑 ASCVD 发病风险外，还需要评估生理功能状态、认知状态、多病共患、多重用药等老年综合征特点，更须进行个体化选择，以实现延长健康预期寿命并缩短残疾寿命的终身获益目标。因尚无高龄老年患者他汀类药物治疗靶目标的 RCT，对高龄老年人他汀类药物治疗的靶目标不作特别推荐（表 18）。

新近一项中国高龄老年人（≥80 岁）急性心肌梗死的多中心观察性研究[236]结果显示，与 LDL-C≥70mg/dL 患者相比，基线 LDL-C 水平<70mg/dL 患者并未带来进一步的 CVD 获益，随访期间主要终点事件有增加趋势，提示高龄老年患者 LDL-C 的最佳干预切点尚需要进一步研究。

**表 18　≥75 岁老年人降脂方案选择**

| 推荐建议 | 推荐类别 | 证据等级 |
| --- | --- | --- |
| 对于≥75 岁合并 ASCVD 的患者建议进行降脂治疗[10,97,222,231,232] | IIa | B |
| 对于≥75 岁的 ASCVD 高危人群，须考虑共病、衰弱、预期寿命及患者意愿，如获益超过风险，建议启动他汀类药物治疗进行一级预防[231,232] | IIb | B |
| 对于≥75 岁的 ASCVD 高危人群，须考虑共病、衰弱、预期寿命以及患者意愿，建议启动胆固醇吸收抑制剂治疗进行一级预防[231-233] | IIa | B |
| 对于≥75 岁的老年人，如存在潜在药物相互作用或肾功能损害，建议从低剂量他汀类药物开始，中等剂量治疗不能达标者可考虑联合胆固醇吸收抑制剂或 PCSK9 单抗治疗[234] | IIb | C |

## 11.6　妊娠

妊娠会导致生理性的血脂升高，健康孕妇 LDL-C 可升高 40%~50%，TG 在妊娠 14 周左右有升高趋势。高脂血症对妊娠的影响与血脂升高的成分和严重程度有关。高胆固醇血症相关的危害产生缓慢，但严重的高 TG 血症（>5.6mmol/L）可导致急性胰腺炎和妊娠女性死亡率高达 20%[237-238]。

对妊娠女性的血脂管理重点是筛查，药物选择非常有限，通常不建议高胆固醇血症患者使用他汀类药物，胆固醇吸收抑制剂和 PCSK9 抑制剂也没有证据。对于妊娠合并 ACS 患者，可考虑使用胆酸螯合剂，家族性高胆固醇血症合并 ASCVD 患者可考虑使用 LA 治疗。对于严重高 TG 血症（>5.6mmol/L）患者可考虑使用高纯度 ω-3 脂肪酸治疗。严重高 TG 者，可谨慎使用贝特类药物。对合并胰腺炎患者可考虑 LA 治疗[237-238]。

关于他汀类药物导致胎儿畸形的数据主要来自动物研究和病例报道，其中病例报道多为服用脂溶性他汀类药物。近期 2 项普伐他汀的随机对照研究及队列研究均未发现他汀类药物治疗增加出生缺陷的发生风险[239-241]。荟萃分析提示，他汀类药物不会增加出生缺陷的发生风险，但与自发性流产的风险增加相关[242-243]。因此，2021 年 7 月 20 日，美国 FDA 根据妊娠期他汀类药物安全性的新研究数据，要求取消他汀类药物的"妊娠 X 类"标签（X 类标签为禁止使用）[244]。但是，妊娠伴 ASCVD 高危或极高危特征，如 FH 或既往发生急性冠状动脉事件的患者，可在多学科协商、充分评估利弊的基础上谨慎选择他汀类药物。

# 11.7　儿童及青少年

由于经济和社会发展所带来的膳食模式转变、身体活动减少以及不良生活方式等，我国儿童青少年血脂异常发生率呈上升趋势，检出率高达 20.3% ~ 28.5%。儿童及青少年血脂异常缺乏统一标准，根据美国儿童血脂异常标准[245]，提出了我国儿童及青少年血脂筛查及血脂异常定义标准[246-247]。

## 11.7.1　血脂筛查

对有下列情况的儿童及青少年建议进行血脂筛查：

（1）一级或二级亲属中女性<65 岁或男性<55 岁者有心肌梗死、心绞痛、脑卒中、冠状动脉搭桥术（coronary artery bypass grafting，CABG）、支架置入、血管成形术、猝死。

（2）父母 TC≥6.2mmol/L 或有已知的血脂异常病史。

（3）有皮肤/腱黄色瘤或脂性角膜弓。

（4）有糖尿病、高血压、肥胖（2~8 岁）或超重（12~16 岁）或有吸烟行为；对于怀疑 FH 的对象应进行血脂异常基因筛查。

## 11.7.2　血脂异常定义标准[247]

我国儿童及青少年血脂异常参考标准见表19。

表 19　儿童及青少年血脂异常参考标准

单位：mmol/L

| 血脂 | 合适 | 临界升高/降低 | 异常 |
|---|---|---|---|
| TC | <4.4 | 4.4~<5.2 | ≥5.2 |
| LDL-C | <2.8 | 2.8~<3.4 | ≥3.4 |
| TG | | | |
| <10 岁 | <0.8 | 0.8~<1.1 | ≥1.1 |
| ≥10 岁 | <1.0 | 1.0~<1.5 | ≥1.5 |
| HDL-C | ≥1.2 | 1.0~<1.2 | <1.0 |
| 非 HDL-C | <3.1 | 3.1~<3.7 | ≥3.7 |

### 11.7.3 血脂异常干预

对于儿童血脂异常，生活方式包括运动和饮食干预是血脂异常治疗的基础。建议每天进行不少于 1 小时中等到高强度的运动并且每天连续静坐时间不超过 2 小时。膳食治疗作为治疗儿童青少年血脂异常的基础，可以帮助轻中度血脂异常的儿童青少年恢复正常，即使是HoFH，饮食治疗也具有重要作用。膳食干预既要改善血脂异常，也要保证足够的营养摄入，不影响生长发育；药物治疗可参照相关共识[247]。疑诊 FH 者参照 FH 部分相关内容。

## 11.8 家族性高胆固醇血症

家族性高胆固醇血症（FH）的主要临床特征为血浆 LDL-C 水平显著升高、早发冠心病，且二者均具有家族聚集性。国际上较为常用的成人 HeFH 临床诊断标准包括荷兰脂质临床网络标准、英国 Simon Broome 标准等。我国 FH 筛查与诊断可参照中国 FH 专家共识标准（图 2）[248]，或源自我国人群 FH 队列的中国 FH 简化标准，该标准与 Simon Broome标准、荷兰脂质临床网络标准均有相似的敏感性和特异性[249]。尽早发现和确诊以尽早启动和终身坚持降胆固醇治疗是 FH 患者预防 CVD 并发症的根本治疗措施（表 20）。值得指出的是，FH 的基因诊断除常规 *LDLR*、*ApoB*、*PCSK9* 和 *LDLRAP1* 基因检测外，还可扩大进行溶酶体酸脂肪酶、信号转导衔接蛋白 1、*ApoE*、*ABCG5* 和 *ABCG8* 等基因检测，有助于诊断和鉴别诊断[77,250]。

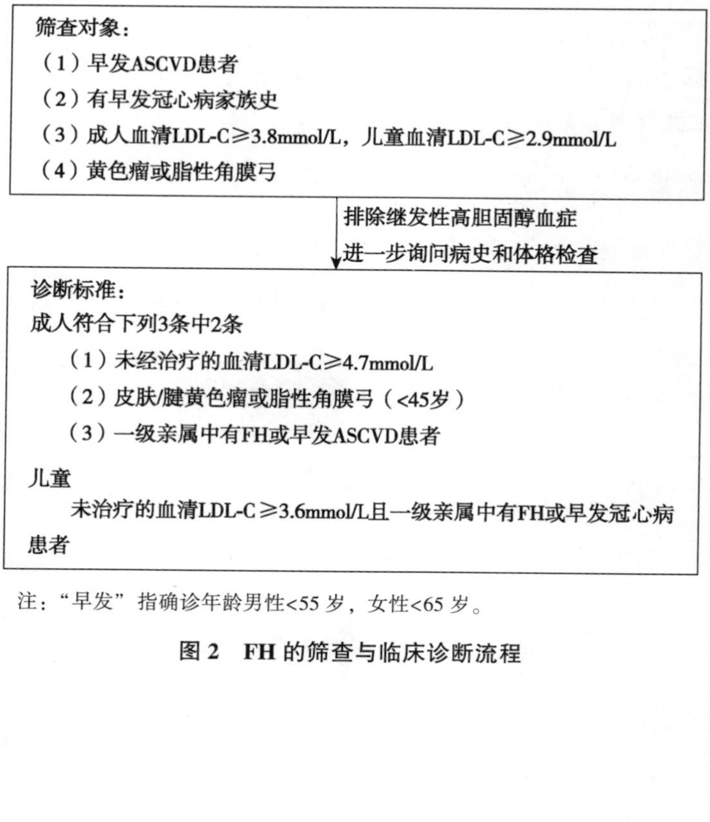

```
┌─────────────────────────────────────────────┐
│ 筛查对象：                                    │
│ （1）早发ASCVD患者                            │
│ （2）有早发冠心病家族史                        │
│ （3）成人血清LDL-C≥3.8mmol/L，儿童血清LDL-C≥2.9mmol/L │
│ （4）黄色瘤或脂性角膜弓                         │
└─────────────────────────────────────────────┘
                    │ 排除继发性高胆固醇血症
                    │ 进一步询问病史和体格检查
                    ▼
┌─────────────────────────────────────────────┐
│ 诊断标准：                                    │
│ 成人符合下列3条中2条                           │
│ （1）未经治疗的血清LDL-C≥4.7mmol/L             │
│ （2）皮肤/腱黄色瘤或脂性角膜弓（<45岁）          │
│ （3）一级亲属中有FH或早发ASCVD患者              │
│ 儿童                                         │
│    未治疗的血清LDL-C≥3.6mmol/L且一级亲属中有FH或早发冠心病 │
│ 患者                                         │
└─────────────────────────────────────────────┘
```

注："早发"指确诊年龄男性<55 岁，女性<65 岁。

**图 2　FH 的筛查与临床诊断流程**

表 20　FH 诊断与治疗推荐

| 推荐建议 | 推荐类别 | 证据等级 |
|---|---|---|
| 临床表型诊断和基因诊断均可用于 FH 筛查与诊断，前者是后者的基础；基因诊断有助于 FH 确诊和家系筛查，但未发现致病性突变不能排除 FH[248,251-253] | I | B |
| 成年 FH 患者 LDL-C 目标值[253]：不伴 ASCVD，LDL-C<2.6mmol/L；伴亚临床 ASCVD，LDL-C<1.8mmol/L；伴临床 ASCVD，LDL-C<1.4mmol/L | IIa | B |
| 儿童及青少年 FH 患者（<18 岁）LDL-C 目标值[253-256]：不伴 ASCVD，LDL-C<3.5mmol/L 或较基线降幅≥50%；伴亚临床 ASCVD，LDL-C<2.6mmol/L 且较基线降幅≥50%；伴临床 ASCVD，LDL-C<1.8mmol/L 且较基线降幅≥50% | IIa | C |
| 根据 LDL-C 达标需求和个体耐受情况选择单药或联合降 LDL-C 药物，包括他汀类药物、胆固醇吸收抑制剂、PCSK9 抑制剂等 | I | A |
| HoFH 患者可联合 PCSK9 抑制剂、Lomitapide、Evinacumab（国外均已获批） | I | B |
| 最大耐受量药物治疗后 LDL-C 不达标的 HoFH 患者或严重表型 HeFH 患者，建议联合脂蛋白分离治疗，至少每 2 周一次 | I | C |
| 疑诊 HeFH 儿童应尽早确诊（不应晚于 10 岁）；确诊者经生活方式干预后两次 LDL-C≥4.7mmol/L，建议启动他汀类药物治疗（≥8 岁）；他汀类药物治疗后仍 LDL-C≥4.0mmol/L，可联合胆固醇吸收抑制剂进行治疗（≥10 岁）[253-257] | I | B |
| 疑诊 HoFH 儿童应尽早确诊（最好 2 岁前）；确诊者应尽早启动他汀类药物联合胆固醇吸收抑制剂治疗（最好 2 岁前）；尽早启动脂蛋白分离治疗（最好 5 岁前，不应晚于 8 岁），每 1~2 周一次；≥12 岁可联合 PCSK9 单抗或 Evinacumab 进行治疗[253,255-258] | I | B |
| 药物疗效不佳且无法接受规律脂蛋白分离治疗的严重表型的年轻 HoFH 患者，可考虑在心血管受累之前进行肝脏移植治疗；已出现快速进展性 ASCVD 或严重主动脉瓣狭窄者应考虑心肝联合移植治疗[253,259-261] | IIb | C |

# 参 考 文 献

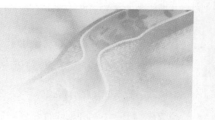

［1］国家心血管病中心. 中国心血管健康与疾病报告 2021［M］. 北京：科学出版社，2022.

［2］ZHAO D，LIU J，WANG M，et al. Epidemiology of cardiovascular disease in China：current features and implications［J］. Nat Rev Cardiol，2019，16（4）：203-212. DOI：10. 1038/s41569-018-0119-4.

［3］FERENCE B A，GINSBERG H N，GRAHAM I，et al. Low-density lipoproteins cause atherosclerotic cardio-vascular disease. 1. Evidence from genetic，epidemiologic，and clinical studies. A consensus statement from the European Atherosclerosis Society Consensus Panel［J］. Eur Heart J，2017，38（32）：2459-2472. DOI：10. 1093/eurheartj/ehx144.

［4］FORD E S，AJANI U A，CROFT J B，et al. Explaining the decrease in U. S. deaths from coronary disease，1980-2000［J］. N Engl J Med，2007，356（23）：2388-2398. DOI：10. 1056/NEJMsa053935.

［5］国家卫生健康委员会疾病预防控制局. 中国居民营养与慢性病状况报告 2015［M］. 北京：人民卫生出版社，2015.

［6］中华心血管杂志编辑委员会血脂异常防治对策专题组. 血脂异常防治建议［J］. 中华心血管病杂志，1997，25（3）：169-172.

［7］中国成人血脂异常防治指南制订联合委员会. 中国成人血脂异常防治指南［J］. 中华心血管病杂志，2007，35（5）：390-419. DOI：10. 3760/j. issn：0253-3758. 2007. 05. 003.

［8］中国成人血脂异常防治指南制订联合委员会. 中国成人血脂异常防治指南（2016 年修订版）［J］. 中华心血管病杂志，2016，44（10）：833-853. DOI：10. 3760/cma. j. issn. 0253-3758. 2016. 10. 005.

［9］国家心血管病专家委员会心血管代谢医学专业委员会. 基层血脂管理适宜技术中国专家建议（2022版）［J］. 中国循环杂志，2022，37（12）：1181-1185. DOI：10. 3969/j. issn. 1000-3614. 2022. 12. 002.

［10］SABATINE M S，GIUGLIANO R P，KEECH A C，et al. Evolocumab and clinical outcomes in patients with cardiovascular disease［J］. N Engl J Med，2017，376（18）：1713-1722. DOI：10. 1056/NEJMoa1615664.

［11］BHATT D L，STEG P G，MILLER M，et al. Cardiovascular risk reduction with icosapent ethyl for hyper-triglyceridemia［J］. N Engl J Med，2019，380（1）：11-22. DOI：10. 1056/NEJMoa1812792.

［12］MACH F，BAIGENT C，CATAPANO A L，et al. 2019 ESC/EAS guidelines for the management of dyslipi-daemias：lipid modification to reduce cardiovascular risk［J］. Eur Heart J，2020，41（1）：111-188. DOI：10. 1093/eurheartj/ehz455.

［13］GRUNDY S M，STONE N J，BAILEY A L，et al. 2018 AHA/ACC/AACVPR/AAPA/ABC/ACPM/ADA/AGS/APhA/ASPC/NLA/PCNA guideline on the management of blood cholesterol：a report of the American College of Cardiology/American Heart Association Task Force on Clinical Practice Guidelines［J］. Circula-tion，2019，139（25）：e1082-e1143. DOI：10. 1161/CIR. 0000000000000625.

［14］蒋朱明，詹思延，贾晓巍，等. 制订/修订《临床诊疗指南》的基本方法及程序［J］. 中华医学杂志，

2016, 96 (4): 250-253. DOI: 10. 3760/cma. j. issn. 0376-2491. 2016. 04. 004.

[15] SONG P K, MAN Q Q, LI H, et al. Trends in lipids level and dyslipidemia among Chinese adults, 2002-2015 [J]. Biomed Environ Sci, 2019, 32 (8): 559-570. DOI: 10. 3967/bes2019. 074.

[16] YANG W, XIAO J, YANG Z, et al. Serum lipids and lipoproteins in Chinese men and women [J]. Circulation, 2012, 125 (18): 2212-2221. DOI: 10. 1161/CIRCULATIONAHA. 111. 065904.

[17] ZHANG M, DENG Q, WANG L, et al. Prevalence of dyslipidemia and achievement of low-density lipoprotein cholesterol targets in Chinese adults: a nationally representative survey of 163 641 adults [J]. Int J Cardiol, 2018 (260): 196-203. DOI: 10. 1016/j. ijcard. 2017. 12. 069.

[18] NCD Risk Factor Collaboration. Repositioning of the global epicentre of non-optimal cholesterol [J]. Nature, 2020, 582 (7810): 73-77. DOI: 10. 1038/s41586-020-2338-1.

[19] DING W, CHENG H, YAN Y, et al. 10-Year trends in serum lipid levels and dyslipidemia among children and adolescents from several schools in Beijing, China [J]. J Epidemiol, 2016, 26 (12): 637-645. DOI: 10. 2188/jea. JE20140252.

[20] 国家卫生健康委员会疾病预防控制局. 中国居民营养与慢性病状况报告2020 [M]. 北京: 人民卫生出版社, 2020.

[21] MORAN A, GU D, ZHAO D, et al. Future cardiovascular disease in China: markov model and risk factor scenario projections from the coronary heart disease policy model-china [J]. Circ Cardiovasc Qual Outcomes, 2010, 3 (3): 243-252. DOI: 10. 1161/CIRCOUTCOMES. 109. 910711.

[22] PAN L, YANG Z, WU Y, et al. The prevalence, awareness, treatment and control of dyslipidemia among adults in China [J]. Atherosclerosis, 2016 (248): 2-9. DOI: 10. 1016/j. atherosclerosis. 2016. 02. 006.

[23] 丁文清, 董虹孛, 米杰. 中国儿童青少年血脂异常流行现状 Meta 分析[J]. 中华流行病学杂志, 2015, 36 (1): 71-77. DOI: 10. 3760/cma. j. issn. 0254-6450. 2015. 01. 017.

[24] 王政和, 邹志勇, 阳益德, 等. 2012 年中国7省份6~17岁儿童青少年血脂异常流行情况及相关因素分析[J]. 中华预防医学杂志, 2018, 52 (8): 798-801. DOI: 10. 3760/cma. j. issn. 0253-9624. 2018. 08. 005.

[25] 中国高血压调查研究组. 2012—2015 年我国≥35岁人群血脂异常状况调查[J]. 中国循环杂志, 2019 (34): 681-687. DOI: 10. 3969/jssn. 1000-3614. 2019. 07. 011.

[26] 中华医学会心血管病学分会动脉粥样硬化与冠心病学组, 中华心血管病杂志编辑委员会. 超高危动脉粥样硬化性心血管疾病患者血脂管理中国专家共识[J]. 中华心血管病杂志, 2020, 48 (4): 280-286. DOI: 10. 3760/cma. j. cn112148-20200121-00036.

[27] 曾雨虹, 刘静, 刘军, 等. 超高危 ASCVD 患者的界定标准对住院 ACS 患者降脂治疗需求的影响[J]. 中华心血管病杂志, 2020, 48 (12): 1039-1046. DOI: 10. 3760/cma. j. cn112148-20200710-00549.

[28] LI S, LIU H H, GUO Y L, et al. Improvement of evaluation in Chinese patients with atherosclerotic cardiovascular disease using the very-high-risk refinement: a population-based study [J]. Lancet Reg Health West Pac, 2021 (17): 100286. DOI: 10. 1016/j. lanwpc. 2021. 100286.

[29] BOREN J, CHAPMAN M J, KRAUSS R M, et al. Low-density lipoproteins cause atherosclerotic cardiovascular disease: pathophysiological, genetic, and therapeutic insights: a consensus statement from the European Atherosclerosis Society Consensus Panel [J]. Eur Heart J, 2020, 41 (24): 2313-2330. DOI: 10. 1093/eurheartj/ehz962.

[30] LI J J, MA C S, ZHAO D, et al. Lipoprotein (a) and cardiovascular disease in Chinese population: a beijing heart society expert scientific statement [J]. JACC Asia, 2022, 2 (6): 653-665. DOI: 10. 1016/

j. jacasi. 2022. 08. 015.

[31] ONG K L, MCCLELLAND R L, ALLISON M A, et al. Lipoprotein (a) and coronary artery calcification: prospective study assessing interactions with other risk factors [J]. Metabolism, 2021 (116): 154706. DOI: 10. 1016/j. metabol. 2021. 154706.

[32] MEHTA A, VASQUEZ N, AYERS C R, et al. Independent Association of Lipoprotein (a) and Coronary Artery Calcification With Atherosclerotic Cardiovascular Risk [J]. J Am Coll Cardiol, 2022, 79 (8): 757-768. DOI: 10. 1016/j. jacc. 2021. 11. 058.

[33] CHAPMAN M J, GINSBERG H N, AMARENCO P, et al. Triglyceride-rich lipoproteins and high-density lipoprotein cholesterol in patients at high risk of cardiovascular disease: evidence and guidance for management [J]. Eur Heart J, 2011, 32 (11): 1345-1361. DOI: 10. 1093/eurheartj/ehr112.

[34] CHAIT A, GINSBERG H N, VAISAR T, et al. Remnants of the triglyceride-rich lipoproteins, diabetes, and cardiovascular disease [J]. Diabetes, 2020, 69 (4): 508-516. DOI: 10. 2337/dbi19-0007.

[35] VALLEJO-VAZ A J, FAYYAD R, BOEKHOLDT S M, et al. Triglyceride-rich lipoprotein cholesterol and risk of cardiovascular events among patients receiving statin therapy in the TNT trial [J]. Circulation, 2018, 138 (8): 770-781. DOI: 10. 1161/CIRCULATIONAHA. 117. 032318.

[36] RAPOSEIRAS-ROUBIN S, ROSSELLO X, OLIVA B, et al. Triglycerides and residual atherosclerotic risk [J]. J Am Coll Cardiol, 2021, 77 (24): 3031-3041. DOI: 10. 1016/j. jacc. 2021. 04. 059.

[37] 鄢盛恺. 关于临床血脂测定的建议[J]. 中华检验医学杂志, 2003, 26 (3): 182-184. DOI: 10. 3760/j: issn: 1009-9158. 2003. 03. 019.

[38] 中华医学会检验分会, 中国医师协会检验分会, 中国生物化学与分子生物学会脂质与脂蛋白专业委员会, 等. 中国临床血脂检测指南[J]. 中华检验医学杂志, 2022, 45 (10): 1017-1033. DOI: 10. 3760/cma. j. cn114452-20220829-00497.

[39] 鄢盛恺. 应进一步加强血脂检验与临床的联系[J]. 临床检验杂志, 2008, 26 (4): 243-245. DOI: 10. 13602/j. cnki. jcls. 2008. 04. 001.

[40] 刘玲, 赵水平. 非空腹血脂检测与临床应用建议[J]. 中华内科杂志, 2021, 60 (5): 400-405. DOI: 10. 3760/cma. j. cn112138-20200429-00436.

[41] JACOBSON T A, ITO M K, MAKI K C, et al. National lipid association recommendations for patient-centered management of dyslipidemia: part 1-full report [J]. J Clin Lipidol, 2015, 9 (2): 129-169. DOI: 10. 1016/j. jacl. 2015. 02. 003.

[42] 何紫云, 鄢盛恺. LDL-C 的测定: 现状与发展[J]. 实验与检验医学, 2021, 39 (6): 1327-1332. DOI: 10. 3969/j. issn. 1674-1129. 2021. 06. 001.

[43] GOTTO A M, BRINTON E A. Assessing low levels of high-density lipoprotein cholesterol as a risk factor in coronary heart disease: a working group report and update [J]. J Am Coll Cardiol, 2004, 43 (5): 717-724. DOI: 10. 1016/j. jacc. 2003. 08. 061.

[44] WILSON D P, JACOBSON T A, JONES P H, et al. Use of Lipoprotein(a) in clinical practice: a biomarker whose time has come. A scientific statement from the National Lipid Association [J]. J Clin Lipidol, 2019, 13 (3): 374-392. DOI: 10. 1016/j. jacl. 2019. 04. 010.

[45] 北京心脏学会. 脂蛋白(a)与心血管疾病风险关系及临床管理的专家科学建议[J]. 中国循环杂志, 2021, 36 (12): 1158-1167. DOI: 10. 3969/j. issn. 1000-3614. 2021. 12. 003.

[46] 吴嘉, 汪俊军. 小而密低密度脂蛋白检测技术现状及应用进展[J]. 中华检验医学杂志, 2017, 40

（6）：417-420. DOI：10. 3760/cma. j. issn. 1009-9158. 2017. 06. 003.

［47］张晶梅，彭红兵，李国锋，等. 基于 VAP 检测脂蛋白残粒和低密度脂蛋白颗粒浓度对颈动脉斑块的诊断价值［J］. 中华检验医学杂志，2022，45（6）：575-581. DOI：10. 3760/cma. j. cn114452-20220109-00020.

［48］XU R X，LI S，LI X L，et al. High-density lipoprotein subfractions in relation with the severity of coronary artery disease：a Gensini score assessment［J］. J Clin Lipidol，2015，9（1）：26-34. DOI：10. 1016/j. jacl. 2014. 11. 003.

［49］NAVARESE E P，ROBINSON J G，KOWALEWSKI M，et al. Association between baseline LDL-C level and total and cardiovascular mortality after LDL-C Lowering：a systematic review and Meta-analysis［J］. JAMA，2018，319（15）：1566-1579. DOI：10. 1001/jama. 2018. 2525.

［50］Cholesterol Treatment Trialists Collaboration. Efficacy and safety of LDL-lowering therapy among men and women：meta-analysis of individual data from 174 000 participants in 27 randomised trials［J］. Lancet，2015，385（9976）：1397-1405. DOI：10. 1016/S0140-6736（14）61368-4.

［51］LIU J，HONG Y，D'AGOSTINO R B，et al. Predictive value for the Chinese population of the Framingham CHD risk assessment tool compared with the Chinese Multi-Provincial Cohort Study［J］. JAMA，2004，291（21）：2591-2599. DOI：10. 1001/jama. 291. 21. 2591.

［52］WU Y，LIU X，LI X，et al. Estimation of 10-year risk of fatal and nonfatal ischemic cardiovascular diseases in Chinese adults［J］. Circulation，2006，114（21）：2217-2225. DOI：10. 1161/CIRCULATIONAHA. 105. 607499.

［53］YANG X，LI J，HU D，et al. Predicting the 10-year risks of atherosclerotic cardiovascular disease in Chinese population：the China-PAR project（prediction for ASCVD risk in China）［J］. Circulation，2016，134（19）：1430-1440. DOI：10. 1161/CIRCULATIONAHA. 116. 022367.

［54］KAASENBROOD L，BOEKHOLDT S M，VAN DER GRAAF Y，et al. Distribution of estimated 10-year risk of recurrent vascular events and residual risk in a secondary prevention population［J］. Circulation，2016，134（19）：1419-1429. DOI：10. 1161/CIRCULATIONAHA. 116. 021314.

［55］BOHULA E A，MORROW D A，GIUGLIANO R P，et al. Atherothrombotic risk stratification and ezetimibe for secondary prevention［J］. J Am Coll Cardiol，2017，69（8）：911-921. DOI：10. 1016/j. jacc. 2016. 11. 070.

［56］SABATINE M S，DE FERRARI G M，GIUGLIANO R P，et al. Clinical benefit of evolocumab by severity and extent of coronary artery disease：analysis from FOURIER［J］. Circulation，2018，138（8）：756-766. DOI：10. 1161/CIRCULATIONAHA. 118. 034309.

［57］中华医学会心血管病学分会，中国康复医学会心脏预防与康复专业委员会，中国老年学和老年医学会心脏专业委员会，等. 中国心血管病一级预防指南［J］. 中华心血管病杂志，2020，48（12）：1000-1038. DOI：10. 3760/cma. j. cn112148-20201009-00796.

［58］国家心血管病中心，中国医学科学院阜外医院. 心脑血管病风险评估［EB/OL］. ［2023-01-07］. https：//www. cvdrisk. com. cn/ASCVD/Eval.

［59］YEBOAH J，YOUNG R，MCCLELLAND R L，et al. Utility of nontraditional risk markers in atherosclerotic cardiovascular disease risk assessment［J］. J Am Coll Cardiol，2016，67（2）：139-147. DOI：10. 1016/j. jacc. 2015. 10. 058.

［60］BLAHA M J，CAINZOS-ACHIRICA M，GREENLAND P，et al. Role of coronary artery calcium score of zero and other negative risk markers for cardiovascular disease：The Multi-Ethnic Study of Atherosclerosis

(MESA) [J]. Circulation, 2016, 133 (9): 849-858. DOI: 10. 1161/CIRCULATIONAHA. 115. 018524.

[61] LORENZ M W, MARKUS H S, BOTS M L, et al. Prediction of clinical cardiovascular events with carotid intima-media thickness: a systematic review and meta-analysis [J]. Circulation, 2007, 115 (4): 459-467. DOI: 10. 1161/CIRCULATIONAHA. 106. 628875.

[62] XIE W, LIANG L, ZHAO L, et al. Combination of carotid intima-media thickness and plaque for better predicting risk of ischaemic cardiovascular events [J]. Heart, 2011, 97 (16): 1326-1331. DOI: 10. 1136/hrt. 2011. 223032.

[63] 中华医学会超声医学分会超声心动图学组. 中国成年人超声心动图检查测量指南[J]. 中华超声影像学杂志, 2016, 25 (8): 645-666. DOI: 10. 3760/cma. j. issn. 1004-4477. 2016. 08. 001.

[64] ZHANG H, HU L, WEI X. Prognostic value of left ventricular hypertrophy in hypertensive patients: a meta-analysis of electrocardiographic studies [J]. J Clin Hypertens (Greenwich), 2020, 22 (2): 254-260. DOI: 10. 1111/jch. 13795.

[65] SHENG Y, LI M, XU M, et al. Left ventricular and atrial remodelling in hypertensive patients using thresholds from international guidelines and EMINCA data [J]. Eur Heart J Cardiovasc Imaging, 2022, 23 (2): 166-174. DOI: 10. 1093/ehjci/jeab216.

[66] Emerging Risk Factors Collaboration. Lipid-related markers and cardiovascular disease prediction [J]. JAMA, 2012, 307 (23): 2499-2506. DOI: 10. 1001/jama. 2012. 6571.

[67] SNIDERMAN A D, WILLIAMS K, CONTOIS J H, et al. A meta-analysis of low-density lipoprotein cholesterol, non-high-density lipoprotein cholesterol, and apolipoprotein B as markers of cardiovascular risk [J]. Circ Cardiovasc Qual Outcomes, 2011, 4 (3): 337-345. DOI: 10. 1161/CIRCOUTCOMES. 110. 959247.

[68] CAO Y, YAN L, GUO N, et al. Non-high-density lipoprotein cholesterol and risk of cardiovascular disease in the general population and patients with type 2 diabetes: a systematic review and meta-analysis [J]. Diabetes Res Clin Pract, 2019 (147): 1-8. DOI: 10. 1016/j. diabres. 2018. 11. 002.

[69] WILLEIT P, KIECHL S, KRONENBERG F, et al. Discrimination and net reclassification of cardiovascular risk with lipoprotein (a): prospective 15-year outcomes in the Bruneck Study [J]. J Am Coll Cardiol, 2014, 64 (9): 851-860. DOI: 10. 1016/j. jacc. 2014. 03. 061.

[70] NORDESTGAARD B G, VARBO A. Triglycerides and cardiovascular disease [J]. Lancet, 2014, 384 (9943): 626-635. DOI: 10. 1016/S0140-6736 (14) 61177-6.

[71] NORDESTGAARD B G. Triglyceride-rich lipoproteins and atherosclerotic cardiovascular disease: new insights from epidemiology, genetics, and biology [J]. Circ Res, 2016, 118 (4): 547-563. DOI: 10. 1161/CIRCRESAHA. 115. 306249.

[72] MADSEN C M, VARBO A, NORDESTGAARD B G. Unmet need for primary prevention in individuals with hypertriglyceridaemia not eligible for statin therapy according to European Society of Cardiology/European Atherosclerosis Society guidelines: a contemporary population-based study [J]. Eur Heart J, 2018, 39 (7): 610-619. DOI: 10. 1093/eurheartj/ehx659.

[73] FLINT A J, REXRODE K M, HU F B, et al. Body mass index, waist circumference, and risk of coronary heart disease: a prospective study among men and women [J]. Obes Res Clin Pract, 2010, 4 (3): e171-e181. DOI: 10. 1016/j. orcp. 2010. 01. 001.

[74] 赵水平. 血脂第4讲: 高脂血症的临床表现及分型[J]. 中国临床医生, 2003, 31 (12): 23-24. DOI: 10. 3969/j. issn. 1008-1089. 2003. 12. 013.

［75］Expert Dyslipidemia Panel. An International Atherosclerosis Society Position Paper: global recommendations for the management of dyslipidemia［J］. J Clin Lipidol, 2013, 7（6）: 561-565. DOI: 10. 1016/j. jacl. 2013. 10. 001.

［76］SUN D, ZHOU B Y, LI S, et al. Genetic basis of index patients with familial hypercholesterolemia in Chinese population: mutation spectrum and genotype-phenotype correlation［J］. Lipids Health Dis, 2018, 17（1）: 252. DOI: 10. 1186/s12944-018-0900-8.

［77］CAO Y X, SUN D, LIU H H, et al. Improvement of definite diagnosis of familial hypercholesterolemia using an expanding genetic analysis［J］. JACC Asia, 2021, 1（1）: 82-89. DOI: 10. 1016/j. jacasi. 2021. 04. 001.

［78］NORDESTGAARD B G, CHAPMAN M J, HUMPHRIES S E, et al. Familial hypercholesterolaemia is underdiagnosed and undertreated in the general population: guidance for clinicians to prevent coronary heart disease: consensus statement of the European Atherosclerosis Society［J］. Eur Heart J, 2013, 34（45）: 3478-3490. DOI: 10. 1093/eurheartj/eht273.

［79］SHARIFI M, RAKHIT R D, HUMPHRIES S E, et al. Cardiovascular risk stratification in familial hypercholesterolaemia［J］. Heart, 2016, 102（13）: 1003-1008. DOI: 10. 1136/heartjnl-2015-308845.

［80］WILLER C J, SCHMIDT E M, SENGUPTA S, et al. Discovery and refinement of loci associated with lipid levels［J］. Nat Genet, 2013, 45（11）: 1274-1283. DOI: 10. 1038/ng. 2797.

［81］HEGELE R A, GINSBERG H N, CHAPMAN M J, et al. The polygenic nature of hypertriglyceridaemia: implications for definition, diagnosis, and management［J］. Lancet Diabetes Endocrinol, 2014, 2（8）: 655-666. DOI: 10. 1016/S2213-8587（13）70191-8.

［82］BEAUMONT J L, CARLSON L A, COOPER G R, et al. Classification of hyperlipidaemias and hyperlipoproteinaemias［J］. Bull World Health Organ, 1970, 43（6）: 891-915.

［83］中华人民共和国中央人民政府. 健康中国行动（2019—2030 年）［EB/OL］.（2019-07-9）［2019-07-15］. http: //www. gov. cn/xinwen/2019-07/15/content_ 5409694. htm.

［84］SILVERMAN M G, FERENCE B A, IM K, et al. Association between lowering LDL-C and cardiovascular risk reduction among different therapeutic interventions: a systematic review and Meta-analysis［J］. JAMA, 2016, 316（12）: 1289-1297. DOI: 10. 1001/jama. 2016. 13985.

［85］BOEKHOLDT S M, ARSENAULT B J, MORA S, et al. Association of LDL cholesterol, non-HDL cholesterol, and apolipoprotein B levels with risk of cardiovascular events among patients treated with statins: a meta-analysis［J］. JAMA, 2012, 307（12）: 1302-1309. DOI: 10. 1001/jama. 2012. 366.

［86］THANASSOULIS G, WILLIAMS K, YE K, et al. Relations of change in plasma levels of LDL-C, non-HDL-C and apoB with risk reduction from statin therapy: a meta-analysis of randomized trials［J］. J Am Heart Assoc, 2014, 3（2）: e000759. DOI: 10. 1161/JAHA. 113. 000759.

［87］KEECH A, SIMES R J, BARTER P, et al. Effects of long-term fenofibrate therapy on cardiovascular events in 9795 people with type 2 diabetes mellitus（the FIELD study）: randomised controlled trial［J］. Lancet, 2005, 366（9500）: 1849-1861. DOI: 10. 1016/S0140-6736（05）67667-2.

［88］JUN M, FOOTE C, LV J, et al. Effects of fibrates on cardiovascular outcomes: a systematic review and meta-analysis［J］. Lancet, 2010, 375（9729）: 1875-1884. DOI: 10. 1016/S0140-6736（10）60656-3.

［89］Emerging Risk Factors Collaboration. Lipoprotein（a）concentration and the risk of coronary heart disease, stroke, and nonvascular mortality［J］. JAMA, 2009, 302（4）: 412-423. DOI: 10. 1001/jama. 2009. 1063.

［90］Cholesterol Treatment Trialists Collaborators. The effects of lowering LDL cholesterol with statin therapy in people at low risk of vascular disease: meta-analysis of individual data from 27 randomised trials [J]. Lancet, 2012, 380 (9841): 581-590. DOI: 10. 1016/S0140-6736 (12) 60367-5.

[91] RIDKER P M, DANIELSON E, FONSECA F A, et al. Rosuvastatin to prevent vascular events in men and women with elevated C-reactive protein [J]. N Engl J Med, 2008, 359 (21): 2195-2207. DOI: 10. 1056/NEJMoa0807646.

[92] YUSUF S, BOSCH J, DAGENAIS G, et al. Cholesterol lowering in intermediate-risk persons without cardiovascular disease [J]. N Engl J Med, 2016, 374 (21): 2021-2031. DOI: 10. 1056/NEJMoa1600176.

[93] Cholesterol Treatment Trialists Collaboration. Efficacy and safety of more intensive lowering of LDL cholesterol: a meta-analysis of data from 170 000 participants in 26 randomised trials [J]. Lancet, 2010, 376 (9753): 1670-1681. DOI: 10. 1016/S0140-6736 (10) 61350-5.

[94] RIDKER P M, MORA S, ROSE L, et al. Percent reduction in LDL cholesterol following high-intensity statin therapy: potential implications for guidelines and for the prescription of emerging lipid-lowering agents [J]. Eur Heart J, 2016, 37 (17): 1373-1379. DOI: 10. 1093/eurheartj/ehw046.

[95] BANGALORE S, FAYYAD R, KASTELEIN J J, et al. 2013 Cholesterol guidelines revisited: percent LDL cholesterol reduction or attained LDL cholesterol level or both for prognosis? [J]. Am J Med, 2016, 129 (4): 384-391. DOI: 10. 1016/j. amjmed. 2015. 10. 024.

[96] CANNON C P, BLAZING M A, GIUGLIANO R P, et al. Ezetimibe added to statin therapy after acute coronary syndromes [J]. N Engl J Med, 2015, 372 (25): 2387-2397. DOI: 10. 1056/NEJMoa1410489.

[97] SCHWARTZ G G, STEG P G, SZAREK M, et al. Alirocumab and cardiovascular outcomes after acute coronary syndrome [J]. N Engl J Med, 2018, 379 (22): 2097-2107. DOI: 10. 1056/NEJMoa1801174.

[98] SHEPHERD J, COBBE S M, FORD I, et al. Prevention of coronary heart disease with pravastatin in men with hypercholesterolemia. West of Scotland Coronary Prevention Study Group [J]. N Engl J Med, 1995, 333 (20): 1301-1307. DOI: 10. 1056/NEJM199511163332001.

[99] DOWNS J R, CLEARFIELD M, WEIS S, et al. Primary prevention of acute coronary events with lovastatin in men and women with average cholesterol levels: results of AFCAPS/TexCAPS. Air Force/Texas Coronary Atherosclerosis Prevention Study [J]. JAMA, 1998, 279 (20): 1615-1622. DOI: 10. 1001/jama. 279. 20. 1615.

[100] COLHOUN H M, BETTERIDGE D J, DURRINGTON P N, et al. Primary prevention of cardiovascular disease with atorvastatin in type 2 diabetes in the Collaborative Atorvastatin Diabetes Study (CARDS): multicentre randomised placebo-controlled trial [J]. Lancet, 2004, 364 (9435): 685-696. DOI: 10. 1016/S0140-6736 (04) 16895-5.

[101] SEVER P S, DAHLOF B, POULTER N R, et al. Prevention of coronary and stroke events with atorvastatin in hypertensive patients who have average or lower-than-average cholesterol concentrations, in the Anglo-Scandinavian Cardiac Outcomes Trial-Lipid Lowering Arm (ASCOT-LLA): a multicentre randomised controlled trial [J]. Lancet, 2003, 361 (9364): 1149-1158. DOI: 10. 1016/S0140-6736 (03) 12948-0.

[102] COLLINS R, ARMITAGE J, PARISH S, et al. MRC/BHF Heart Protection Study of cholesterol-lowering with simvastatin in 5963 people with diabetes: a randomised placebo-controlled trial [J]. Lancet, 2003, 361 (9374): 2005-2016. DOI: 10. 1016/s0140-6736 (03) 13636-7.

[103] NAKAMURA H, ARAKAWA K, ITAKURA H, et al. Primary prevention of cardiovascular disease with

pravastatin in Japan (MEGA Study): a prospective randomised controlled trial [J]. Lancet, 2006, 368 (9542): 1155-1163. DOI: 10.1016/S0140-6736 (06) 69472-5.

[104] Scandinavian Simvastatin Survival Study Group. Randomised trial of cholesterol lowering in 4444 patients with coronary heart disease: the Scandinavian Simvastatin Survival Study (4S) [J]. Lancet, 1994, 344 (8934): 1383-1389.

[105] SACKS F M, PFEFFER M A, MOYE L A, et al. The effect of pravastatin on coronary events after myocardial infarction in patients with average cholesterol levels. Cholesterol and Recurrent Events Trial investigators [J]. N Engl J Med, 1996, 335 (14): 1001-1009. DOI: 10.1056/NEJM199610033351401.

[106] DIAZ R, LI Q H, BHATT D L, et al. Intensity of statin treatment after acute coronary syndrome, residual risk, and its modification by alirocumab: insights from the ODYSSEY OUTCOMES trial [J]. Eur J Prev Cardiol, 2021, 28 (1): 33-43. DOI: 10.1177/2047487320941987.

[107] ZHAO S P, YU B L, PENG D Q, et al. The effect of moderate-dose versus double-dose statins on patients with acute coronary syndrome in China: Results of the CHILLAS trial [J]. Atherosclerosis, 2014, 233 (2): 707-712. DOI: 10.1016/j. atherosclerosis. 2013. 12. 003.

[108] KIM B K, HONG S J, LEE Y J, et al. Long-term efficacy and safety of moderate-intensity statin with ezetimibe combination therapy versus high-intensity statin monotherapy in patients with atherosclerotic cardiovascular disease (RACING): a randomised, open-label, non-inferiority trial [J]. Lancet, 2022, 400 (10349): 380-390. DOI: 10.1016/S0140-6736 (22) 00916-3.

[109] MORIARTY P M, THOMPSON P D, CANNON C P, et al. Efficacy and safety of alirocumab vs ezetimibe in statin-intolerant patients, with a statin rechallenge arm: The ODYSSEY ALTERNATIVE randomized trial [J]. J Clin Lipidol, 2015, 9 (6): 758-769. DOI: 10.1016/j. jacl. 2015. 08. 006.

[110] NISSEN S E, STROES E, DENT-ACOSTA R E, et al. Efficacy and tolerability of Evolocumab vs Ezetimibe in patients with muscle-related statin intolerance: the GAUSS-3 randomized clinical trial [J]. JAMA, 2016, 315 (15): 1580-1590. DOI: 10.1001/jama. 2016. 3608.

[111] SCHREML J, GOUNI-BERTHOLD I. Role of Anti-PCSK9 Antibodies in the treatment of patients with statin intolerance [J]. Curr Med Chem, 2018, 25 (13): 1538-1548. DOI: 10.2174/09298 673246661706161111647.

[112] MOZAFFARIAN D, MICHA R, WALLACE S. Effects on coronary heart disease of increasing polyunsaturated fat in place of saturated fat: a systematic review and meta-analysis of randomized controlled trials [J]. PLoS Med, 2010, 7 (3): e1000252. DOI: 10.1371/journal. pmed. 1000252.

[113] CLIFTON P M, KEOGH J B. A systematic review of the effect of dietary saturated and polyunsaturated fat on heart disease [J]. Nutr Metab Cardiovasc Dis, 2017, 27 (12): 1060-1080. DOI: 10.1016/ j. numecd. 2017. 10. 010.

[114] MOZAFFARIAN D, ARO A, WILLETT W C. Health effects of trans-fatty acids: experimental and observational evidence [J]. Eur J Clin Nutr, 2009, 63 (Suppl 2): S5-S21. DOI: 10.1038/sj. ejcn. 1602973.

[115] WANG Y, FENG L, ZENG G, et al. Effects of cuisine-based Chinese heart-healthy diet in lowering blood pressure among adults in China: multicenter, single-blind, randomized, parallel controlled feeding trial [J]. Circulation, 2022, 146 (4): 303-315. DOI: 10.1161/CIRCULATIONAHA. 122. 059045.

[116] GINSBERG H N, KARMALLY W, SIDDIQUI M, et al. A dose-response study of the effects of dietary cholesterol on fasting and postprandial lipid and lipoprotein metabolism in healthy young men [J]. Arterio-

scler Thromb, 1994, 14 (4): 576-586. DOI: 10. 1161/01. atv. 14. 4. 576.

[117] GINSBERG H N, KARMALLY W, SIDDIQUI M, et al. Increases in dietary cholesterol are associated with modest increases in both LDL and HDL cholesterol in healthy young women [J]. Arterioscler Thromb Vasc Biol, 1995, 15 (2): 169-178. DOI: 10. 1161/01. atv. 15. 2. 169.

[118] TANASESCU M, CHO E, MANSON J E, et al. Dietary fat and cholesterol and the risk of cardiovascular disease among women with type 2 diabetes [J]. Am J Clin Nutr, 2004, 79 (6): 999-1005. DOI: 10. 1093/ajcn/79. 6. 999.

[119] DJOUSSE L, GAZIANO J M, BURING J E, et al. Egg consumption and risk of type 2 diabetes in men and women [J]. Diabetes Care, 2009, 32 (2): 295-300. DOI: 10. 2337/dc08-1271.

[120] ZHONG V W, VAN HORN L, CORNELIS M C, et al. Associations of dietary cholesterol or egg consumption with incident cardiovascular disease and mortality [J]. JAMA, 2019, 321 (11): 1081-1095. DOI: 10. 1001/jama. 2019. 1572.

[121] LU Z, KOU W, DU B, et al. Effect of Xuezhikang, an extract from red yeast Chinese rice, on coronary events in a Chinese population with previous myocardial infarction [J]. Am J Cardiol, 2008, 101 (12): 1689-1693. DOI: 10. 1016/j. amjcard. 2008. 02. 056.

[122] LI J J, LU Z L, KOU W R, et al. Impact of Xuezhikang on coronary events in hypertensive patients with previous myocardial infarction from the China Coronary Secondary Prevention Study (CCSPS) [J]. Ann Med, 2010, 42 (3): 231-240. DOI: 10. 3109/07853891003652534.

[123] VENERO C V, VENERO J V, WORTHAM D C, et al. Lipid-lowering efficacy of red yeast rice in a population intolerant to statins [J]. Am J Cardiol, 2010, 105 (5): 664-666. DOI: 10. 1016/j. amjcard. 2009. 10. 045.

[124] 血脂康调整血脂对冠心病二级预防研究协作组. 中国冠心病二级预防研究[J]. 中华心血管病杂志, 2005, 33 (2): 109-115. DOI: 10. 3760/j: issn: 0253-3758. 2005. 02. 003.

[125] O'DONOGHUE M L, GIUGLIANO R P, WIVIOTT S D, et al. Long-Term Evolocumab in patients with established atherosclerotic cardiovascular disease [J]. Circulation, 2022, 146 (15): 1109-1119. DOI: 10. 1161/CIRCULATIONAHA. 122. 061620.

[126] FERENCE B A, KASTELEIN J J P, RAY K K, et al. Association of triglyceride-lowering LPL variants and LDL-C-Lowering LDLR variants with risk of coronary heart disease [J]. JAMA, 2019, 321 (4): 364-373. DOI: 10. 1001/jama. 2018. 20045.

[127] YOKOYAMA M, ORIGASA H, MATSUZAKI M, et al. Effects of eicosapentaenoic acid on major coronary events in hypercholesterolaemic patients (JELIS): a randomised open-label, blinded endpoint analysis [J]. Lancet, 2007, 369 (9567): 1090-1098. DOI: 10. 1016/S0140-6736 (07) 60527-3.

[128] Accord Study Group. Effects of combination lipid therapy in type 2 diabetes mellitus [J]. N Engl J Med, 2010, 362 (17): 1563-1574. DOI: 10. 1056/NEJMoa1001282.

[129] DAS PRADHAN A, GLYNN R J, FRUCHART J C, et al. Triglyceride lowering with Pemafibrate to reduce cardiovascular risk [J]. N Engl J Med, 2022, 387 (21): 1923-1934. DOI: 10. 1056/NEJMoa2210645.

[130] HU Y, HU F B, MANSON J E. Marine omega-3 supplementation and cardiovascular disease: an updated meta-analysis of 13 randomized controlled trials involving 127 477 participants [J]. J Am Heart Assoc, 2019, 8 (19): e013543. DOI: 10. 1161/JAHA. 119. 013543.

[131] CHRISTIAN J B, ARONDEKAR B, BUYSMAN E K, et al. Clinical and economic benefits observed when

follow-up triglyceride levels are less than 500mg/dL in patients with severe hypertriglyceridemia [J]. J Clin Lipidol, 2012, 6 (5): 450-461. DOI: 10. 1016/j. jacl. 2012. 08. 007.

[132] WILLERSON J T. Effect of pravastatin on coronary events after myocardial infarction in patients with average cholesterol levels [J]. Circulation, 1996, 94 (12): 3054. DOI: 10. 1161/01. cir. 94. 12. 3054.

[133] Long-term intervention with pravastatin in ischaemic disease study group. Prevention of cardiovascular events and death with pravastatin in patients with coronary heart disease and a broad range of initial cholesterol levels [J]. N Engl J Med, 1998, 339 (19): 1349-1357. DOI: 10. 1056/NEJM199811053391902.

[134] SERRUYS P W, DE FEYTER P, MACAYA C, et al. Fluvastatin for prevention of cardiac events following successful first percutaneous coronary intervention: a randomized controlled trial [J]. JAMA, 2002, 287 (24): 3215-3222. DOI: 10. 1001/jama. 287. 24. 3215.

[135] Heart Protection Study Collaborative Group. MRC/BHF Heart Protection Study of cholesterol lowering with simvastatin in 20 536 high-risk individuals: a randomised placebo-controlled trial [J]. Lancet, 2002, 360 (9326): 7-22. DOI: 10. 1016/S0140-6736 (02) 09327-3.

[136] CANNON C P, BRAUNWALD E, MCCABE C H, et al. Intensive versus moderate lipid lowering with statins after acute coronary syndromes [J]. N Engl J Med, 2004, 350 (15): 1495-1504. DOI: 10. 1056/NEJMoa040583.

[137] DE LEMOS J A, BLAZING M A, WIVIOTT S D, et al. Early intensive vs a delayed conservative simvastatin strategy in patients with acute coronary syndromes: phase Z of the A to Z trial [J]. JAMA, 2004, 292 (11): 1307-1316. DOI: 10. 1001/jama. 292. 11. 1307.

[138] LAROSA J C, GRUNDY S M, WATERS D D, et al. Intensive lipid lowering with atorvastatin in patients with stable coronary disease [J]. N Engl J Med, 2005, 352 (14): 1425-1435. DOI: 10. 1056/NEJMoa050461.

[139] SCHWARTZ G G, OLSSON A G, EZEKOWITZ M D, et al. Effects of atorvastatin on early recurrent ischemic events in acute coronary syndromes: the MIRACL study: a randomized controlled trial [J]. JAMA, 2001, 285 (13): 1711-1718. DOI: 10. 1001/jama. 285. 13. 1711.

[140] PEDERSEN T R, FAERGEMAN O, KASTELEIN J J, et al. High-dose atorvastatin vs usual-dose simvastatin for secondary prevention after myocardial infarction: the IDEAL study: a randomized controlled trial [J]. JAMA, 2005, 294 (19): 2437-2445. DOI: 10. 1001/jama. 294. 19. 2437.

[141] NISSEN S E, NICHOLLS S J, SIPAHI I, et al. Effect of very high-intensity statin therapy on regression of coronary atherosclerosis: the ASTEROID trial [J]. JAMA, 2006, 295 (13): 1556-1565. DOI: 10. 1001/jama. 295. 13. jpc60002.

[142] BYRNE P, DEMASI M, JONES M, et al. Evaluating the association between low-density lipoprotein cholesterol reduction and relative and absolute effects of statin treatment: a systematic review and meta-analysis [J]. JAMA Intern Med, 2022, 182 (5): 474-481. DOI: 10. 1001/jamainternmed. 2022. 0134.

[143] 陈红, 任景怡, 武蓓, 等. 停用辛伐他汀对冠心病及冠心病危险因素患者血管内皮功能的影响 [J]. 中华心血管病杂志, 2007, 35 (6): 531-535. DOI: 10. 3760/j. issn: 0253-3758. 2007. 06. 009.

[144] LI J J, YANG P, LIU J, et al. Impact of 10mg rosuvastatin daily or alternate-day on lipid profile and inflammatory markers [J]. Clin Chim Acta, 2012, 413 (1/2): 139-142. DOI: 10. 1016/j. cca. 2011. 09. 006.

[145] ZHAO S P, LIU L, CHENG Y C, et al. Xuezhikang, an extract of cholestin, protects endothelial function through antiinflammatory and lipid-lowering mechanisms in patients with coronary heart disease [J]. Circula-

tion, 2004, 110 (8): 915-920. DOI: 10. 1161/01. CIR. 0000139985. 81163. CE.

[146] MCKENNEY J M, DAVIDSON M H, JACOBSON T A, et al. Final conclusions and recommendations of the National Lipid Association Statin Safety Assessment Task Force [J]. Am J Cardiol, 2006, 97 (8A): 89C-94C. DOI: 10. 1016/j. amjcard. 2006. 02. 030.

[147] STROES E S, THOMPSON P D, CORSINI A, et al. Statin-associated muscle symptoms: impact on statin therapy-European Atherosclerosis Society Consensus Panel Statement on Assessment, Aetiology and Management [J]. Eur Heart J, 2015, 36 (17): 1012-1022. DOI: 10. 1093/eurheartj/ehv043.

[148] MAKI K C, RIDKER P M, BROWN W V, et al. An assessment by the Statin Diabetes Safety Task Force: 2014 update [J]. J Clin Lipidol, 2014, 8 (Suppl 3): S17-S29. DOI: 10. 1016/j. jacl. 2014. 02. 012.

[149] PREISS D, SESHASAI S R, WELSH P, et al. Risk of incident diabetes with intensive-dose compared with moderate-dose statin therapy: a meta-analysis [J]. JAMA. 2011, 305 (24): 2556-2564. DOI: 10. 1001/jama. 2011. 860.

[150] VALLEJO-VAZ A J, KONDAPALLY SESHASAI S R, KUROGI K, et al. Effect of pitavastatin on glucose, HbA1c and incident diabetes: a meta-analysis of randomized controlled clinical trials in individuals without diabetes [J]. Atherosclerosis, 2015, 241 (2): 409-418. DOI: 10. 1016/j. atherosclerosis. 2015. 06. 001.

[151] MCKINNEY J S, KOSTIS W J. Statin therapy and the risk of intracerebral hemorrhage: a meta-analysis of 31 randomized controlled trials [J]. Stroke, 2012, 43 (8): 2149-2156. DOI: 10. 1161/STROKEAHA. 112. 655894.

[152] HACKAM D G, WOODWARD M, NEWBY L K, et al. Statins and intracerebral hemorrhage: collaborative systematic review and meta-analysis [J]. Circulation, 2011, 124 (20): 2233-2242. DOI: 10. 1161/CIRCULATIONAHA. 111. 055269.

[153] GENG Q, REN J, SONG J, et al. Meta-analysis of the effect of statins on renal function [J]. Am J Cardiol, 2014, 114 (4): 562-570. DOI: 10. 1016/j. amjcard. 2014. 05. 033.

[154] WIGGINS B S, SASEEN J J, PAGE R L, et al. Recommendations for management of clinically significant drug-drug interactions with statins and select agents used in patients with cardiovascular disease: a scientific statement from the American heart association [J]. Circulation, 2016, 134 (21): e468-e495. DOI: 10. 1161/CIR. 0000000000000456.

[155] LI J J, LIU H H, WU N Q, et al. Statin intolerance: an updated, narrative review mainly focusing on muscle adverse effects [J]. Expert Opin Drug Metab Toxicol, 2020, 16 (9): 837-851. DOI: 10. 1080/17425255. 2020. 1802426.

[156] Sharp Collaborative Group. Study of Heart and Renal Protection (SHARP): randomized trial to assess the effects of lowering low-density lipoprotein cholesterol among 9 438 patients with chronic kidney disease [J]. Am Heart J, 2010, 160 (5): 785-794. DOI: 10. 1016/j. ahj. 2010. 08. 012.

[157] PHAN B A, DAYSPRING T D, TOTH P P. Ezetimibe therapy: mechanism of action and clinical update [J]. Vasc Health Risk Manag, 2012 (8): 415-427. DOI: 10. 2147/VHRM. S33664.

[158] RUAN Z, JIANG B, CHEN J, et al. Pharmacokinetics, pharmacodynamics, safety, and tolerability of hyzetimibe (HS-25) in healthy Chinese subjects [J]. J Clin Pharmacol, 2014, 54 (10): 1144-1152. DOI: 10. 1002/jcph. 310.

[159] CHEN J, LOU H, JIANG B, et al. Simultaneous determination of hyzetimibe and its main active metabolite

in plasma by LC-MS/MS and its application in PK study [J]. Bioanalysis, 2015, 7 (15): 1857-1867. DOI: 10.4155/bio.15.114.

[160] LIAO J, WANG X, LI Z, et al. Pharmacokinetic study of oral (14) C-Radiolabeled Hyzetimibe, a new cholesterol absorption inhibitor [J]. Front Pharmacol, 2021 (12): 665372. DOI: 10.3389/fphar.2021.665372.

[161] ABIFADEL M, VARRET M, RABES J P, et al. Mutations in PCSK9 cause autosomal dominant hypercholesterolemia [J]. Nat Genet, 2003, 34 (2): 154-156. DOI: 10.1038/ng1161.

[162] NORATA G D, TIBOLLA G, CATAPANO A L. Targeting PCSK9 for hypercholesterolemia [J]. Annu Rev Pharmacol Toxicol, 2014 (54): 273-293. DOI: 10.1146/annurev-pharmtox-011613-140025.

[163] HAN Y, CHEN J, CHOPRA V K, et al. ODYSSEY EAST: Alirocumab efficacy and safety vs ezetimibe in high cardiovascular risk patients with hypercholesterolemia and on maximally tolerated statin in China, India, and Thailand [J]. J Clin Lipidol, 2020, 14 (1): 98-108. DOI: 10.1016/j.jacl.2019.10.015.

[164] 韩雅玲, 马颖艳, 苏国海, 等. 阿利西尤单抗与依折麦布治疗高胆固醇血症合并心血管高危患者的疗效及安全性比较: ODYSSEY EAST 研究中国地区亚组分析[J]. 中华心血管病杂志, 2022, 48 (7): 593-599. DOI: 10.3760/cma.j.cn112148-20191216-00755.

[165] CHEN Y, YUAN Z, LU J, et al. Randomized study of evolocumab in patients with type 2 diabetes and dyslipidaemia on background statin: pre-specified analysis of the Chinese population from the BERSON clinical trial [J]. Diabetes Obes Metab, 2019, 21 (6): 1464-1473. DOI: 10.1111/dom.13700.

[166] THEDREZ A, BLOM D J, RAMIN-MANGATA S, et al. Homozygous familial hypercholesterolemia patients with identical mutations variably express the LDLR (low-density lipoprotein receptor): implications for the efficacy of Evolocumab [J]. Arterioscler Thromb Vasc Biol, 2018, 38 (3): 592-598. DOI: 10.1161/ATVBAHA.117.310217.

[167] ROBINSON J G, FARNIER M, KREMPF M, et al. Efficacy and safety of alirocumab in reducing lipids and cardiovascular events [J]. N Engl J Med, 2015, 372 (16): 1489-1499. DOI: 10.1056/NEJMoa1501031.

[168] STEIN E A, TURNER T A. Are the PCSK9 inhibitors the panacea of atherosclerosis treatment? [J]. Expert Rev Cardiovasc Ther, 2017, 15 (7): 491-494. DOI: 10.1080/14779072.2017.1348231.

[169] GAUDET D, KEREIAKES D J, MCKENNEY J M, et al. Effect of alirocumab, a monoclonal proprotein convertase subtilisin/kexin 9 antibody, on lipoprotein(a) concentrations (a pooled analysis of 150mg every two weeks dosing from phase 2 trials) [J]. Am J Cardiol, 2014, 114 (5): 711-715. DOI: 10.1016/j.amjcard.2014.05.060.

[170] CAO Y X, LIU H H, LI S, et al. A meta-analysis of the effect of PCSK9-monoclonal antibodies on circulating lipoprotein (a) levels [J]. Am J Cardiovasc Drugs, 2019, 19 (1): 87-97. DOI: 10.1007/s40256-018-0303-2.

[171] SABATINE M S, GIUGLIANO R P, WIVIOTT S D, et al. Efficacy and safety of evolocumab in reducing lipids and cardiovascular events [J]. N Engl J Med, 2015, 372 (16): 1500-1509. DOI: 10.1056/NEJMoa1500858.

[172] CICERO A F, TARTAGNI E, ERTEK S. Safety and tolerability of injectable lipid-lowering drugs: a review of available clinical data [J]. Expert Opin Drug Saf, 2014, 13 (8): 1023-1030. DOI: 10.1517/14740338.2014.932348.

[173] GIUGLIANO R P, MACH F, ZAVITZ K, et al. Cognitive function in a randomized trial of Evolocumab

[J]. N Engl J Med, 2017, 377 (7): 633-643. DOI: 10. 1056/NEJMoa1701131.

[174] FITZGERALD K, WHITE S, BORODOVSKY A, et al. A highly durable RNAi therapeutic inhibitor of PCSK9 [J]. N Engl J Med, 2017, 376 (1): 41-51. DOI: 10. 1056/NEJMoa1609243.

[175] YAMASHITA S, BUJO H, ARAI H, et al. Long-term probucol treatment prevents secondary cardiovascular events: a cohort study of patients with heterozygous familial hypercholesterolemia in Japan [J]. J Atheroscler Thromb, 2008, 15 (6): 292-303. DOI: 10. 5551/jat. e610.

[176] KNAPP H H, SCHROTT H, MA P, et al. Efficacy and safety of combination simvastatin and colesevelam in patients with primary hypercholesterolemia [J]. Am J Med, 2001, 110 (5): 352-360. DOI: 10. 1016/s0002-9343 (01) 00638-6.

[177] XU D Y, SHU J, HUANG Q Y, et al. Evaluation of the lipid lowering ability, anti-inflammatory effects and clinical safety of intensive therapy with Zhibitai, a Chinese traditional medicine [J]. Atherosclerosis, 2010, 211 (1): 237-241. DOI: 10. 1016/j. atherosclerosis. 2010. 01. 044.

[178] 许丹焰, 舒君, 黄全跃, 等. 脂必泰与阿托伐他汀疗效及安全性对比研究[J]. 中华内科杂志, 2010, 49 (5): 392-395. DOI: 10. 3760/cma. j. issn. 0578-1426. 2010. 05. 008.

[179] 刘顺, 谭茗月, 赵水平, 等. 多廿烷醇对高脂血症患者血脂谱和血红素氧合酶1的作用[J]. 中华心血管病杂志, 2012, 40 (10): 840-843. DOI: 10. 3760/cma. j. issn. 0253-3758. 2012. 10. 008.

[180] 胡大一. 新型调脂植物药: 多廿烷醇临床应用专家共识[J]. 中华内科杂志, 2008, 47 (11): 961-963. DOI: 10. 3321/j. issn: 0578-1426. 2008. 11. 032.

[181] RUBINS H B, ROBINS S J, COLLINS D, et al. Gemfibrozil for the secondary prevention of coronary heart disease in men with low levels of high-density lipoprotein cholesterol. Veterans Affairs High-Density Lipoprotein Cholesterol Intervention Trial Study Group [J]. N Engl J Med, 1999, 341 (6): 410-418. DOI: 10. 1056/NEJM199908053410604.

[182] 诸骏仁, 叶平, 寇文镕, 等. 微粒化非诺贝特治疗血脂异常的疗效与耐受性研究[J]. 中华心血管病杂志, 2002, 30 (3): 27-30. DOI: 10. 3760/j: issn: 0253-3758. 2002. 03. 007.

[183] FRUCHART J C. Pemafibrate (K-877), a novel selective peroxisome proliferator-activated receptor alpha modulator for management of atherogenic dyslipidaemia [J]. Cardiovasc Diabetol, 2017, 16 (1): 124. DOI: 10. 1186/s12933-017-0602-y.

[184] LEAF A, WEBER P C. Cardiovascular effects of n-3 fatty acids [J]. N Engl J Med, 1988, 318 (9): 549-557. DOI: 10. 1056/NEJM198803033180905.

[185] SKULAS-RAY A C, WILSON P W F, HARRIS W S, et al. Omega-3 fatty acids for the management of hypertriglyceridemia: a science advisory from the American Heart Association [J]. Circulation, 2019, 140 (12): e673-e691. DOI: 10. 1161/CIR. 0000000000000709.

[186] KELLEY D S, ADKINS Y. Similarities and differences between the effects of EPA and DHA on markers of atherosclerosis in human subjects [J]. Proc Nutr Soc, 2012, 71 (2): 322-331. DOI: 10. 1017/S0029665112000080.

[187] HARRIS W S. n-3 fatty acids and serum lipoproteins: human studies [J]. Am J Clin Nutr, 1997, 65 (5 Suppl): 1645S-1654S. DOI: 10. 1093/ajcn/65. 5. 1645S.

[188] HARRIS W S. n-3 fatty acids and lipoproteins: comparison of results from human and animal studies [J]. Lipids, 1996, 31 (3): 243-252. DOI: 10. 1007/BF02529870.

[189] KHAN S U, LONE A N, KHAN M S, et al. Effect of omega-3 fatty acids on cardiovascular outcomes: a

systematic review and meta-analysis [J]. E Clinical Medicine, 2021 (38): 100997. DOI: 10. 1016/ j. eclinm. 2021. 100997.

[190] NISHIZAKI Y, MIYAUCHI K, IWATA H, et al. Study protocol and baseline characteristics of Randomized trial for Evaluation in Secondary Prevention Efficacy of Combination Therapy-Statin and Eicosapentaenoic Acid: RESPECT-EPA, the combination of a randomized control trial and an observational biomarker study [J]. Am Heart J, 2022 (257): 1-8. DOI: 10. 1016/j. ahj. 2022. 11. 008.

[191] LAVIGNE P M, KARAS R H. The current state of niacin in cardiovascular disease prevention: a systematic review and meta-regression [J]. J Am Coll Cardiol, 2013, 61 (4): 440-446. DOI: 10. 1016/j. jacc. 2012. 10. 030.

[192] Hps Thrive Collaborative Group. Effects of extended-release niacin with laropiprant in high-risk patients [J]. N Engl J Med, 2014, 371 (3): 203-212. DOI: 10. 1056/NEJMoa1300955.

[193] CUCHEL M, MEAGHER E A, DU TOIT THERON H, et al. Efficacy and safety of a microsomal triglyceride transfer protein inhibitor in patients with homozygous familial hypercholesterolaemia: a single-arm, open-label, phase 3 study [J]. Lancet, 2013, 381 (9860): 40-46. DOI: 10. 1016/S0140-6736 (12) 61731-0.

[194] RAAL F J, SANTOS R D, BLOM D J, et al. Mipomersen, an apolipoprotein B synthesis inhibitor, for lowering of LDL cholesterol concentrations in patients with homozygous familial hypercholesterolaemia: a randomised, double-blind, placebo-controlled trial [J]. Lancet, 2010, 375 (9719): 998-1006. DOI: 10. 1016/S0140-6736 (10) 60284-X.

[195] RAY K K, BAYS H E, CATAPANO A L, et al. Safety and efficacy of Bempedoic Acid to reduce LDL Cholesterol [J]. N Engl J Med, 2019, 380 (11): 1022-1032. DOI: 10. 1056/NEJMoa1803917.

[196] GOLDBERG A C, LEITER L A, STROES E S G, et al. Effect of bempedoic acid vs placebo added to maximally tolerated statins on low-density lipoprotein cholesterol in patients at high risk for cardiovascular disease: the CLEAR wisdom randomized clinical trial [J]. JAMA, 2019, 322 (18): 1780-1788. DOI: 10. 1001/jama. 2019. 16585.

[197] NISSEN S E, LINCOFF A M, BRENNAN D, et al. Bempedoic acid and cardiovascular outcomes in statin-intolerant patients [J]. N Engl J Med, 2023, 388 (15): 1353-1364. DOI: 10. 1056/NEJMoa2215024.

[198] RAAL F J, ROSENSON R S, REESKAMP L F, et al. Evinacumab for homozygous familial hypercholesterolemia [J]. N Engl J Med, 2020, 383 (8): 711-720. DOI: 10. 1056/NEJMoa2004215.

[199] WITZTUM J L, GAUDET D, FREEDMAN S D, et al. Volanesorsen and triglyceride levels in familial chylomicronemia syndrome [J]. N Engl J Med, 2019, 381 (6): 531-542. DOI: 10. 1056/NEJMoa1715944.

[200] NISSEN S E, WOLSKI K, BALOG C, et al. Single ascending dose study of a short interfering RNA targeting lipoprotein (a) production in individuals with elevated plasma lipoprotein (a) levels [J]. JAMA, 2022, 327 (17): 1679-1687. DOI: 10. 1001/jama. 2022. 5050.

[201] TSIMIKAS S, KARWATOWSKA-PROKOPCZUK E, GOUNI-BERTHOLD I, et al. Lipoprotein(a) reduction in persons with cardiovascular disease [J]. N Engl J Med, 2020, 382 (3): 244-255. DOI: 10. 1056/NEJMoa1905239.

[202] MORRONE D, WEINTRAUB W S, TOTH P P, et al. Lipid-altering efficacy of ezetimibe plus statin and statin monotherapy and identification of factors associated with treatment response: a pooled analysis of over

21 000 subjects from 27 clinical trials [J]. Atherosclerosis, 2012, 223 (2): 251-261. DOI: 10. 1016/ j. atherosclerosis. 2012. 02. 016.

[203] MASANA L, PEDRO-BOTET J, CIVEIRA F. IMPROVE-IT clinical implications. Should the "high-intensity cholesterol-lowering therapy" strategy replace the " high-intensity statin therapy"? [J]. Atherosclerosis, 2015, 240 (1): 161-162. DOI: 10. 1016/j. atherosclerosis. 2015. 03. 002.

[204] QI L, ZHAO S, CHEN J, et al. Efficacy and safety of hybutimibe on primary hypercholesterolemia: a randomized, double-blinded, placebo and positive-controlled, parallel phase II study [J]. Cardiol Plus, 2022 (7): 77-84. DOI: 10. 1097/CP9. 0000000000000012.

[205] QI L, CHEN J, LI X, et al. Efficacy and safety of hybutimibe in combination with atorvastatin for treatment of hypercholesteremia among patients with atherosclerotic cardiovascular disease risk equivalent: a multicenter, randomized, double-blinded phase III study [J]. Front Cardiovasc Med, 2022 (9): 888604. DOI: 10. 3389/fcvm. 2022. 888604.

[206] ZHAO Y, PENG R, ZHAO W, et al. Zhibitai and low-dose atorvastatin reduce blood lipids and inflammation in patients with coronary artery disease [J]. Medicine (Baltimore), 2017, 96 (7): e6104. DOI: 10. 1097/MD. 0000000000006104.

[207] XU D, HU J, WU Q, et al. Efficacy and safety of Zhibitai in combination with atorvastatin for lipid lowering in patients with coronary heart disease [J]. Oncotarget, 2018, 9 (10): 9489-9497. DOI: 10. 18632/oncotarget. 18329.

[208] 黎美欢, 李颖, 陈铭泰, 等. 脂必泰胶囊联合他汀调节冠心病患者血脂水平的 Meta 分析[J]. 中国中药杂志, 2020, 45 (12): 2966-2974. DOI: 10. 19540/j. cnki. cjcmm. 20200211. 502.

[209] GUO L L, ZHAO S P, ZHAO W. The clinical effect of Xuezhikang combined with ezetimibe in the treatment of coronary heart disease in lipid-lowering treatment and its influence on blood lipid level [J/OL]. Panminerva Med, 2021. DOI: 10. 23736/S0031-0808. 21. 04624-3.

[210] ELAM M B, GINSBERG H N, LOVATO L C, et al. Association of fenofibrate therapy with long-term cardiovascular risk in statin-treated patients with type 2 diabetes [J]. JAMA Cardiol, 2017, 2 (4): 370-380. DOI: 10. 1001/jamacardio. 2016. 4828.

[211] 任景怡, 陈红, 罗宇. 联合应用辛伐他汀和非诺贝特治疗混合性高脂血症的疗效及安全性观察[J]. 中华心血管病杂志, 2005, 33 (2): 122-126. DOI: 10. 3760/j: issn: 0253-3758. 2005. 02. 005.

[212] ZHAO S, WANG F, DAI Y, et al. Efficacy and safety of fenofibrate as an add-on in patients with elevated triglyceride despite receiving statin treatment [J]. Int J Cardiol, 2016 (221): 832-836. DOI: 10. 1016/ j. ijcard. 2016. 06. 234.

[213] ROTH E M, BAYS H E, FORKER A D, et al. Prescription omega-3 fatty acid as an adjunct to fenofibrate therapy in hypertriglyceridemic subjects [J]. J Cardiovasc Pharmacol, 2009, 54 (3): 196-203. DOI: 10. 1097/FJC. 0b013e3181b0cf71.

[214] SHEARER G C, POTTALA J V, HANSEN S N, et al. Effects of prescription niacin and omega-3 fatty acids on lipids and vascular function in metabolic syndrome: a randomized controlled trial [J]. J Lipid Res, 2012, 53 (11): 2429-2435. DOI: 10. 1194/jlr. P022392.

[215] 赵量, 高莹, 刘庚, 等. 血脂净化治疗家族性高胆固醇血症的单中心研究[J]. 中华心血管病杂志, 2022, 50 (6): 585-590. DOI: 10. 3760/cma. j. cn112148-20210715-00591.

[216] CUCHEL M, BRUCKERT E, GINSBERG H N, et al. Homozygous familial hypercholesterolaemia: new

insights and guidance for clinicians to improve detection and clinical management. A position paper from the Consensus Panel on Familial Hypercholesterolaemia of the European Atherosclerosis Society [J]. Eur Heart J, 2014, 35 (32): 2146-2157. DOI: 10. 1093/eurheartj/ehu274.

[217] CEGLA J, NEELY R D G, FRANCE M, et al. HEART UK consensus statement on Lipoprotein (a): A call to action [J]. Atherosclerosis, 2019 (291): 62-70. DOI: 10. 1016/j. atherosclerosis. 2019. 10. 011.

[218] HEIGL F, HETTICH R, LOTZ N, et al. Efficacy, safety, and tolerability of long-term lipoprotein apheresis in patients with LDL- or Lp (a) hyperlipoproteinemia: Findings gathered from more than 36 000 treatments at one center in Germany [J]. Atheroscler Suppl, 2015 (18): 154-162. DOI: 10. 1016/j. atherosclerosissup. 2015. 02. 013.

[219] HARADA-SHIBA M, ARAI H, ISHIGAKI Y, et al. Guidelines for diagnosis and treatment of familial hypercholesterolemia 2017 [J]. J Atheroscler Thromb, 2018, 25 (8): 751-770. DOI: 10. 5551/jat. CR003.

[220] YUSUF S, LONN E, PAIS P, et al. Blood-pressure and cholesterol lowering in persons without cardiovascular disease [J]. N Engl J Med, 2016, 374 (21): 2032-2043. DOI: 10. 1056/NEJMoa1600177.

[221] ALLHAT Officers and Coordinators for the ALLHAT Collaborative Research Group, The Antihypertensive Lipid-Lowering Treatment to Prevent Heart Attack Trial. Major outcomes in moderately hypercholesterolemic, hypertensive patients randomized to pravastatin vs usual care: The Antihypertensive and Lipid-Lowering Treatment to Prevent Heart Attack Trial (ALLHAT-LLT) [J]. JAMA, 2002, 288 (23): 2998-3007. DOI: 10. 1001/jama. 288. 23. 2998.

[222] 中华医学会心血管病学分会, 中华心血管病杂志编辑委员会. 中国高血压患者血压血脂综合管理的专家共识[J]. 中华心血管病杂志, 2021, 49 (6): 554-562. DOI: 10. 3760/cma. j. cn112148-20210202-00128.

[223] Cholesterol Treatment Trialists Collaborators. Efficacy of cholesterol-lowering therapy in 18 686 people with diabetes in 14 randomised trials of statins: a meta-analysis [J]. Lancet, 2008, 371 (9607): 117-125. DOI: 10. 1016/S0140-6736 (08) 60104-X.

[224] BAIGENT C, LANDRAY M J, REITH C, et al. The effects of lowering LDL cholesterol with simvastatin plus ezetimibe in patients with chronic kidney disease (Study of Heart and Renal Protection): a randomised placebo-controlled trial [J]. Lancet, 2011, 377 (9784): 2181-2192. DOI: 10. 1016/S0140-6736 (11) 60739-3.

[225] Cholesterol Treatment Trialists Collaboration. Impact of renal function on the effects of LDL cholesterol lowering with statin-based regimens: a meta-analysis of individual participant data from 28 randomised trials [J]. Lancet Diabetes Endocrinol, 2016, 4 (10): 829-839. DOI: 10. 1016/S2213-8587 (16) 30156-5.

[226] WANNER C, KRANE V, MARZ W, et al. Atorvastatin in patients with type 2 diabetes mellitus undergoing hemodialysis [J]. N Engl J Med, 2005, 353 (3): 238-248. DOI: 10. 1056/NEJMoa043545.

[227] FELLSTROM B C, JARDINE A G, SCHMIEDER R E, et al. Rosuvastatin and cardiovascular events in patients undergoing hemodialysis [J]. N Engl J Med, 2009, 360 (14): 1395-1407. DOI: 10. 1056/NEJMoa0810177.

[228] AMARENCO P, BOGOUSSLAVSKY J, CALLAHAN A, et al. High-dose atorvastatin after stroke or transient ischemic attack [J]. N Engl J Med, 2006, 355 (6): 549-559. DOI: 10. 1056/NEJMoa061894.

[229] AMARENCO P, LABREUCHE J. Lipid management in the prevention of stroke: review and updated meta-

analysis of statins for stroke prevention [J]. Lancet Neurol, 2009, 8 (5): 453-463. DOI: 10.1016/S1474-4422 (09) 70058-4.

[230] BOHULA E A, WIVIOTT S D, GIUGLIANO R P, et al. Prevention of stroke with the addition of ezetimibe to statin therapy in patients with acute coronary syndrome in IMPROVE-IT (Improved Reduction of Outcomes: Vytorin Efficacy International Trial) [J]. Circulation, 2017, 136 (25): 2440-2450. DOI: 10.1161/CIRCULATIONAHA. 117. 029095.

[231] SHEPHERD J, BLAUW G J, MURPHY M B, et al. Pravastatin in elderly individuals at risk of vascular disease (PROSPER): a randomised controlled trial [J]. Lancet, 2002, 360 (9346): 1623-1630. DOI: 10.1016/s0140-6736 (02) 11600-x.

[232] Cholesterol Treatment Trialists Collaboration. Efficacy and safety of statin therapy in older people: a meta-analysis of individual participant data from 28 randomised controlled trials [J]. Lancet, 2019, 393 (10170): 407-415. DOI: 10.1016/S0140-6736 (18) 31942-1.

[233] BACH R G, CANNON C P, GIUGLIANO R P, et al. Effect of simvastatin-ezetimibe compared with simvastatin monotherapy after acute coronary syndrome among patients 75 years or older: a secondary analysis of a randomized clinical trial [J]. JAMA Cardiol, 2019, 4 (9): 846-854. DOI: 10.1001/jamacardio. 2019. 2306.

[234] SEVER P, GOUNI-BERTHOLD I, KEECH A, et al. LDL-cholesterol lowering with evolocumab, and outcomes according to age and sex in patients in the FOURIER Trial [J]. Eur J Prev Cardiol, 2021, 28 (8): 805-812. DOI: 10.1177/2047487320902750.

[235] OUCHI Y, SASAKI J, ARAI H, et al. Ezetimibe lipid-lowering trial on prevention of atherosclerotic cardiovascular disease in 75 or older (EWTOPIA 75): a randomized, controlled trial [J]. Circulation, 2019, 140 (12): 992-1003. DOI: 10.1161/CIRCULATIONAHA. 118. 039415.

[236] LIU H H, ZHANG M, CHEN R Z, et al. Low-density lipoprotein cholesterol in oldest old with acute myocardial infarction: Is lower the better? [J]. Age Ageing, 2022, 51 (9): afac202. DOI: 10.1093/ageing/afac202.

[237] JACOBSON T A, MAKI K C, ORRINGER C E, et al. National lipid association recommendations for patient-centered management of dyslipidemia: part 2 [J]. J Clin Lipidol, 2015, 9 (6 Suppl): S1-S122. DOI: 10.1016/j. jacl. 2015. 09. 002.

[238] MEHTA L S, WARNES C A, BRADLEY E, et al. Cardiovascular considerations in caring for pregnant patients: a scientific statement from the American Heart Association [J]. Circulation, 2020, 141 (23): e884-e903. DOI: 10.1161/CIR. 0000000000000772.

[239] 杨亚柳, 李佳慧, 孙艺红. 如何看待 FDA 撤销 "妊娠期不要使用降胆固醇的他汀类药物的最强烈警告" [J]. 中华心血管病杂志, 2022, 50 (9): 851-852. DOI: 10.3760/cma. j. cn112148-20220402-00235.

[240] DOBERT M, VAROUXAKI A N, MU A C, et al. Pravastatin versus placebo in pregnancies at high risk of term preeclampsia [J]. Circulation, 2021, 144 (9): 670-679. DOI: 10.1161/CIRCULATIONAHA. 121. 053963.

[241] COSTANTINE M M, WEST H, WISNER K L, et al. A randomized pilot clinical trial of pravastatin versus placebo in pregnant patients at high risk of preeclampsia [J]. Am J Obstet Gynecol, 2021, 225 (6): 666. e1-666. e15. DOI: 10.1016/j. ajog. 2021. 05. 018.

[242] VAHEDIAN-AZIMI A, MAKVANDI S, BANACH M, et al. Fetal toxicity associated with statins: A systematic

review and meta-analysis [J]. Atherosclerosis, 2021 (327): 59-67. DOI: 10. 1016/j. atherosclerosis. 2021. 05. 006.

[243] VAHEDIAN-AZIMI A, BIANCONI V, MAKVANDI S, et al. A systematic review and meta-analysis on the effects of statins on pregnancy outcomes [J]. Atherosclerosis, 2021 (336): 1-11. DOI: 10. 1016/ j. atherosclerosis. 2021. 09. 010.

[244] MAURICIO R, KHERA A. Statin use in pregnancy: is it time for a paradigm shift? [J]. Circulation, 2022, 145 (7): 496-498. DOI: 10. 1161/CIRCULATIONAHA. 121. 058983.

[245] ELKINS C, FRUH S, JONES L, et al. Clinical practice recommendations for pediatric dyslipidemia [J]. J Pediatr Health Care, 2019, 33 (4): 494-504. DOI: 10. 1016/j. pedhc. 2019. 02. 009.

[246] 中华医学会儿科学分会儿童保健学组, 中华医学会儿科学分会心血管学组. 儿童青少年血脂异常防治专家共识[J]. 中华儿科杂志, 2009, 47 (6): 426-428. DOI: 10. 3760/cma. j. issn. 0578-1310. 2009. 06. 007.

[247] 中华医学会儿科学分会罕见病学组, 中华医学会儿科学分会心血管学组, 中华医学会儿科学分会儿童保健学组, 等. 儿童脂质异常血症诊治专家共识 (2022) [J]. 中华儿科杂志, 2022, 20 (7): 633-639. DOI: 10. 3760/cma. j. cn112140-20211108-00936.

[248] 中华医学会心血管病学分会动脉粥样硬化及冠心病学组, 中华心血管病杂志编辑委员会. 家族性高胆固醇血症筛查与诊治中国专家共识[J]. 中华心血管病杂志, 2018, 46 (2): 99-103. DOI: 10. 3760/cma. j. issn. 0253-3758. 2018. 02. 006.

[249] CAO Y X, SUN D, LIU H H, et al. A novel modified system of simplified Chinese Criteria for Familial Hypercholesterolemia (SCCFH) [J]. Mol Diagn Ther, 2019, 23 (4): 547-553. DOI: 10. 1007/ s40291-019-00405-1.

[250] CAO Y X, WU N Q, Sun D, et al. Application of expanded genetic analysis in the diagnosis of familial hypercholesterolemia in patients with very early-onset coronary artery disease [J]. J Transl Med, 2018, 16 (1): 345. DOI: 10. 1186/s12967-018-1737-7.

[251] LEE S, AKIOYAMEN L E, ALJENEDIL S, et al. Genetic testing for familial hypercholesterolemia: Impact on diagnosis, treatment and cardiovascular risk [J]. Eur J Prev Cardiol, 2019, 26 (12): 1262-1270. DOI: 10. 1177/2047487319829746.

[252] DI TARANTO M D, GIACOBBE C, PALMA D, et al. Genetic spectrum of familial hypercholesterolemia and correlations with clinical expression: Implications for diagnosis improvement [J]. Clin Genet, 2021, 100 (5): 529-541. DOI: 10. 1111/cge. 14036.

[253] WATTS G F, SULLIVAN D R, HARE D L, et al. Integrated Guidance for Enhancing the Care of Familial Hypercholesterolaemia in Australia [J]. Heart Lung Circ, 2021, 30 (3): 324-349. DOI: 10. 1016/j. hlc. 2020. 09. 943.

[254] RAMASWAMI U, HUMPHRIES S E, PRIESTLEY-BARNHAM L, et al. Current management of children and young people with heterozygous familial hypercholesterolaemia-HEART UK statement of care [J]. Atherosclerosis, 2019 (290): 1-8. DOI: 10. 1016/j. atherosclerosis. 2019. 09. 005.

[255] VUORIO A, KUOPPALA J, KOVANEN P T, et al. Statins for children with familial hypercholesterolemia [J]. Cochrane Database Syst Rev, 2017, 7 (7): CD006401. DOI: 10. 1002/14651858. CD006401. pub4.

[256] HARADA-SHIBA M, OHTAKE A, SUGIYAMA D, et al. Guidelines for the diagnosis and treatment of pediatric familial hypercholesterolemia 2022 [J]. J Atheroscler Thromb, 2023, 30 (5): 531-557. DOI: 10. 5551/jat. CR006.

[257] LUIRINK I K，WIEGMAN A，KUSTERS D M，et al. 20-year follow-up of statins in children with familial hypercholesterolemia [J]. N Engl J Med，2019，381（16）：1547-1556. DOI：10. 1056/NEJMoa1816454.

[258] ANON. Evinacumab（Evkeeza）for homozygous familial hypercholesterolemia [J]. Med Lett Drugs Ther，2021，63（1623）：66-67.

[259] RAAL F J，HOVINGH G K，CATAPANO A L. Familial hypercholesterolemia treatments：guidelines and new therapies [J]. Atherosclerosis，2018（277）：483-492. DOI：10. 1016/j. atherosclerosis. 2018. 06. 859.

[260] ISHIGAKI Y，KAWAGISHI N，HASEGAWA Y，et al. Liver transplantation for homozygous familial hypercholesterolemia [J]. J Atheroscler Thromb，2019，26（2）：121-127. DOI：10. 5551/jat. RV17029.

[261] 赵量，温军，郭远林. 肝脏移植治疗纯合型家族性高胆固醇血症的研究进展[J]. 中国动脉硬化杂志，2021，29（4）：353-358. DOI：10. 3969/j. issn. 1007-3949. 2021. 04. 015.

# 附　录

## 《中国临床血脂检测指南》临床血脂检测要点摘录

临床血脂检测是血脂管理的重要组成部分，检测结果准确性是有效开展临床血脂异常管理工作的基本需要。以下将《中国临床血脂检测指南》中有关临床血脂检测的要点摘录作为本指南附件，供参考。

### 一、检验前阶段

血脂检测前的影响因素主要包括生物学因素、行为因素、临床因素及样品因素。研究发现，TC、TG、HDL-C、LDL-C、Apo A1、Apo B 和 Lp（a）的平均生物学变异分别为 6.1%~11%、23%~40%、7%~12%、9.5%、7%~8%、6.5%~10% 和 8.6%。推荐采用空腹血清样品进行临床血脂检测以减少对结果的影响。若初次测定血脂结果异常，建议间隔 1~2 周再测 1 次，2 次的差异若小于 15%，可取平均数值作为个体基线水平。

建议采取以下措施减少检验前阶段因素对血脂检测结果的影响：

1. 采集样品前受试者处于稳定代谢状态，至少 2 周内保持日常饮食习惯和稳定体重。

2. 采集样品前受试者 24 小时内不进行剧烈身体活动。

3. 采集样品前受试者禁食 8~12 小时（非空腹血脂测定除外）。

4. 用静脉血作血脂分析样品，抽血前受试者坐位休息至少 5 分钟，除特殊情况外，受试者取坐位接受抽血（坐位的血脂水平高于卧位）。

5. 静脉穿刺时止血带使用不超过 1 分钟。

6. 血液样品保持密封，尽量避免震荡。

7. 用血清作血脂分析样品，血液样品在 1~2 小时内离心，分离血清。

8. 及时分析血清样品，尽量避免样品存放，若必须贮存，需保持样品密封，短期（3 天内）可存于 4℃，长期需存于 -70℃ 以下。

### 二、检验阶段

#### （一）检测方法选择

1. 血清 TC 测定　测定方法包括显色法、色谱法和酶法等，其中酶法最简便。建议采用酶法（如胆固醇氧化酶-过氧化物酶-4-氨基安替比林和酚法）作为临床实验室测定血清 TC 的常规方法。

2. 血清 TG 测定　测定方法包括显色法、色谱法和酶法等。建议采用酶法（如甘油磷酸氧化酶-过氧化物酶-4-氨基安替比林和酚法）作为临床实验室测定血清 TG 的常规方法，一般可使用总甘油测定方法，必要时应考虑使用可去除游离甘油的测定方法如两步酶法。

3. 血清 HDL-C 测定　测定方法包括超速离心法、电泳法、色谱法、沉淀法、匀相法等。目前采用的主要方法为匀相法，包括清除法、聚乙二醇修饰酶法、选择性抑制法、免疫分离法等。建议采用匀相法常规测定血清 HDL-C。

4. 血清 LDL-C 测定　测定方法包括超速离心法、电泳法、色谱法、公式计算法、沉淀法、匀相法等，常规采用的主要方法为匀相法、沉淀法和公式计算法。公式计算法在 TG<2.82mmol/L 情况下有一定的可靠性，但不能用于 TG≥4.52mmol/L 或某些异常脂蛋白血症的样品。此法较常用的公式是 Friedewald 公式，即 LDL-C=TC−HDL-C−TG/2.2（单位为 mmol/L）或 LDL-C=TC−HDL-C−TG/5（单位为 mg/dL）。匀相法是我国目前测定 LDL-C 的主要方法，包括清除法、杯芳烃法、可溶性反应法和保护性试剂法等。建议采用匀相法常规测定血清 LDL-C。

5. 血清 Apo A1、Apo B 和 Lp(a) 测定　血清 Apo A1、Apo B 和 Lp(a) 测定基本上基于免疫化学原理。目前主要采用免疫比浊法，包括透射比浊法和散射比浊法。建议采用免疫比浊法常规测定血清 Apo A1、Apo B 和 Lp(a)。

基于校准物可溯源到 WHO/IFCC SRM 2B 参考物质的 Lp(a) 检测方法，以 nmol/L 为结果报告单位。传统免疫比浊法检测系统，以 mg/L 为结果报告单位。需要注意的是，nmol/L 结果与 mg/L 结果之间不可直接换算或进行转换。

（二）检测系统选择

1. 检测系统类型　推荐尽可能采用全自动检测系统进行血脂常规测定。

2. 检测系统质量指标

（1）精密度、正确度和准确度：三者（尤其是准确度）均是检测系统的主要分析质量指标，应符合规定的质量技术指标。目前我国绝大多数血脂检测系统精密度良好，部分检测系统可能存在正确度和准确度不佳的问题。

（2）特异度：特异度是影响准确度的重要因素。检测系统应具备只作用于目标血脂指标、不受其他血清成分影响的能力。目前我国 TC 和 TG 检测系统特异性良好，部分脂蛋白和载脂蛋白检测系统可能存在特异性问题。

（3）测量区间：检测系统测量范围应至少覆盖下列血脂范围：TC，2.00~10.00mmol/L；TG，0.30~10.00mmol/L；HDL-C，0.30~2.50mmol/L；LDL-C，0.50~7.00mmol/L；Apo A1，0.50~2.00g/L；Apo B，0.50~2.00g/L；Lp(a)，5~800mg/L 或 7~240nmol/L。

3. 检测系统性能验证　任何新选用的检测系统，在用于临床样品检验前，均应进行性能验证，以保证检测系统性能符合上述质量技术指标。具体验证方法参阅有关行业标准或文献。

4. 血脂检测　使用经过验证的检测系统进行临床样品血脂分析，按检测系统或试剂说明书规定的程序进行分析操作。校准是正确度的关键因素。检测系统校准物的定值应使临床样品测定结果可溯源到已有的参考系统，若非封闭系统，组合系统的校准物在该系统中应具有互换性。

### （三）质量保证

临床实验室应建立完善的全面质量管理系统，规定血脂测定各主要环节的工作条件和程序，对血脂检测准确度、精密度等指标进行定期评估与日常监控。

临床实验室应根据工作经验、行业交流、科学文献等选用性能可靠的血脂测定方法和检测系统（主要是试剂和校准物）。应尽量保持使用同种检测系统，不宜随意、频繁更换。如需更换系统，在用于临床检测前，应对新的检测系统进行方法验证，并与原检测系统进行比对。

临床实验室应进行内部质量控制，质控品应适宜血脂分析，足够均匀、稳定，浓度在主要医学决定水平附近，至少2个水平；应尽量长期使用同种质控品，不宜频繁更换；每批检验分析至少分析1次质控品。

临床实验室应定期参加国家或地区认可的室间质量评价计划，尤其是基于参考方法定值的标准化计划室间质评（正确度验证计划）以提高血脂检测的正确度。

### （四）量值溯源及标准化

血脂测定的标准化的核心是量值溯源，主要包括建立血脂测定的参考系统及实施血脂测定的标准化计划两方面。我国现已建立较完整的 TC、TG、HDL-C 和 LDL-C 测定的参考系统。有条件的单位亦可参加国家卫生健康委员会临床检验中心的血脂正确度验证计划。

## 三、检验后阶段

### （一）结果报告

血脂检验结果受遗传、生理及药物等影响较大，因此，在检验报告中除了要向医生或患者提供准确、及时和可靠的检测数据外，还应包括检验方法及解释结果所必需的信息等。应满足国家医疗管理部门及《医学实验室质量和能力认可准则》（ISO 15189）对检验结果报告的所有要求。

1. 血脂检验结果报告内容

（1）检验信息

1）医嘱信息：如患者姓名、性别、年龄、民族、住院/门诊号、联系方式等，以及其他人口学资料（包括体质指数、身高等），危险因素（冠心病史、糖尿病史、高血压史和吸烟史），用药情况等。

2）样本信息：注明为空腹静脉血或非空腹静脉血。

3）其他：包括申请医生、申请科室，临床诊断，申请检验的具体项目和申请时间等。

（2）检测信息

1）检测实验室名称、联系电话等。

2）样本编号、采样时间、接收时间、检测时间和报告时间。

3）原始样本类型。

4）检测方法：如酶法、免疫比浊法等。

5）用 SI 单位或可溯源至 SI 单位报告的检测结果。

6）生物参考区间（临床危险性分层值）等。

7）以文字形式对检测结果进行解释，必要时可用图或表格形式表达。

8）其他警示性或解释性注释（如可能影响检验结果的原始样品质或量等）。

9）检验者、报告（审核）者姓名。

现阶段限于实际条件，各医疗机构血脂检验结果报告要求包含上述所有信息可能暂时比较困难。可基于自身情况创造条件逐步加以改进。

2. 检测结果的表达形式　临床实验室可规定血脂检验的报告格式和介质（电子或纸质）以及从实验室发出报告的方式。必要时可增加检验诊断/结论等。

**（二）血脂合适水平和异常切点**

近年来国内外主张以显著增高 ASCVD 危险的水平作为血脂异常划分标准，同时也根据危险水平进行干预及制定治疗目标。

值得注意的是，对血脂测定结果的解释，需考虑生物学变异和临床指征。在心血管整体危险评估、生活方式干预及调脂治疗效果判断时，需根据多次血脂测定结果作出医学决策，确定合适的血脂水平。